Arthrose wirksam lindern

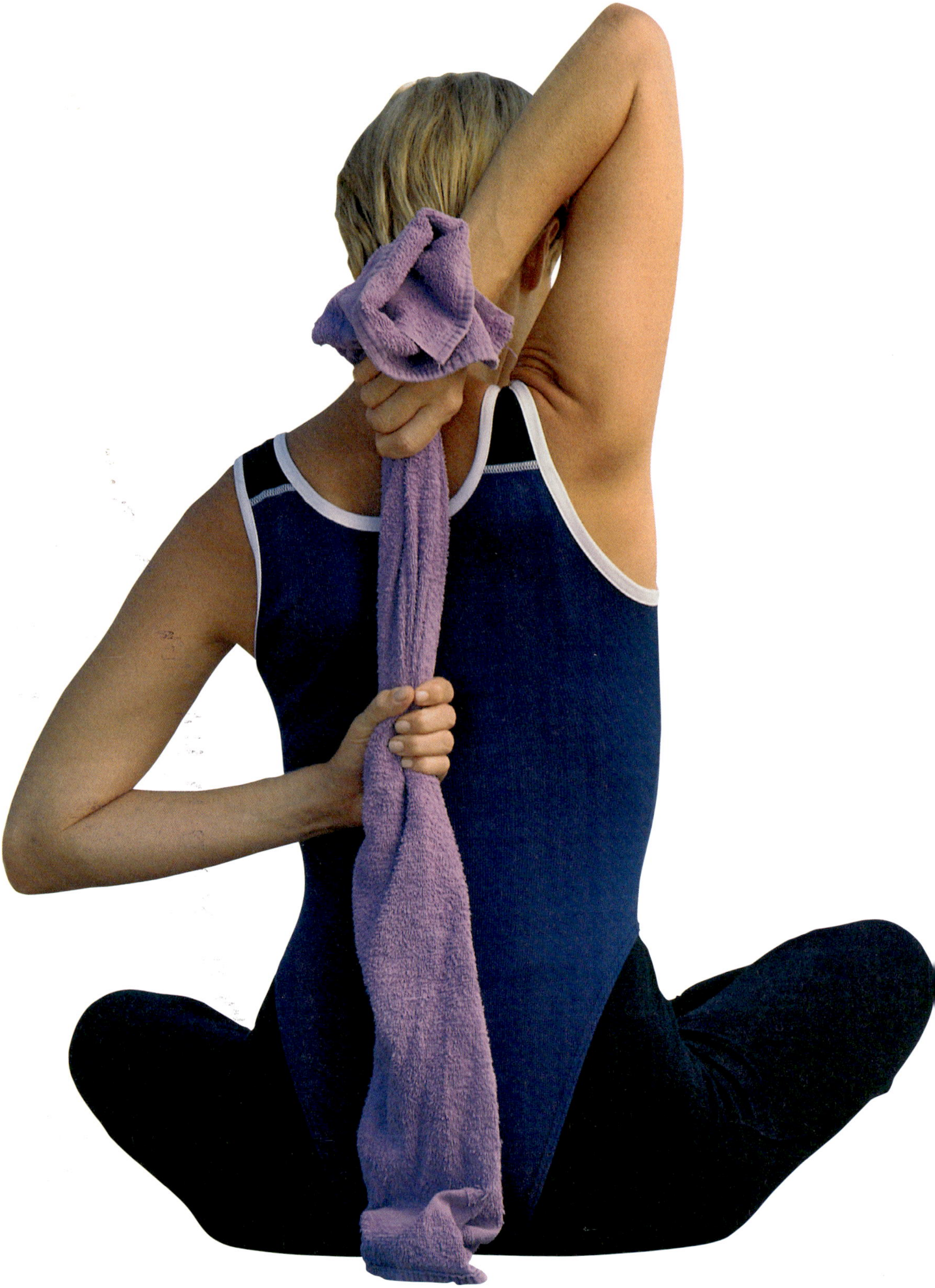

Dr. med. Christoph Schidlo,
Dr. med. Elke Ruchalla, Daniela Zutavern

Arthrose wirksam lindern

Diagnose Alternative Heilverfahren Aktivprogramm Ernährung

Weltbild

Inhalt

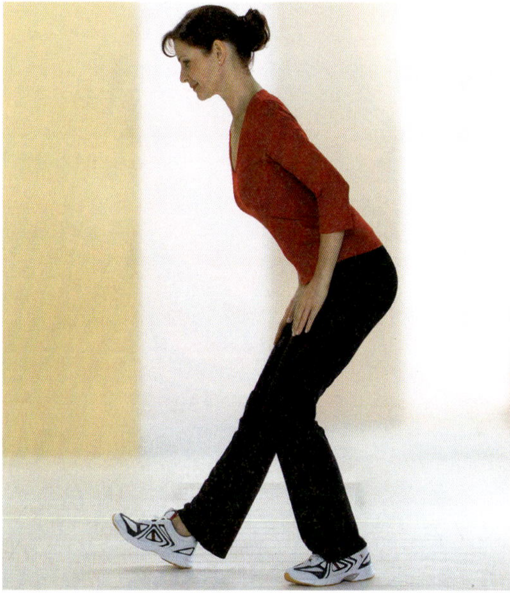

Ein gezieltes, schonendes Bewegungsprogramm ist erwiesenermaßen das beste Mittel, um eine Arthrose zu stoppen und die Beschwerden zu lindern.

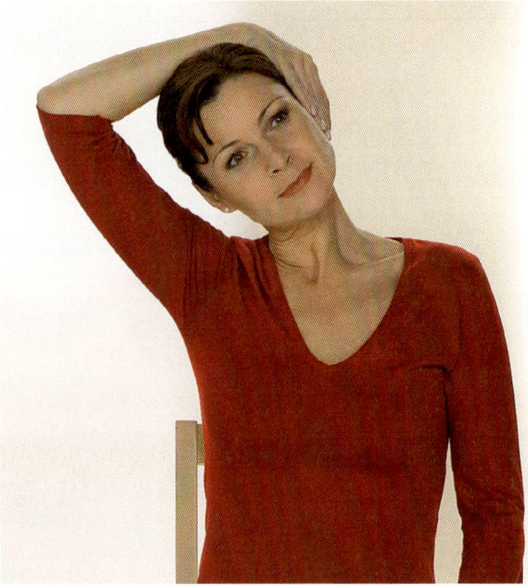

Bei Übungen, die den Schulterbereich und/oder die Nackenmuskulatur einbeziehen, sollten Sie besonders behutsam vorgehen.

Arthrose im täglichen Leben

Vorwort

Oft haben Ärzte keine Zeit, dem Patienten sein Krankheitsbild ausführlich zu erklären, obwohl die Mitarbeit eines von der Arthrose Betroffenen bei der Behandlung der Erkrankung sehr wichtig ist.

Dieser Ratgeber wendet sich an den interessierten Patienten. Er will sowohl Basisinformationen über die Erkrankung vermitteln als auch konkrete Anleitungen zu einem selbstständigen Übungsprogramm geben.

Wenn Sie den Verdacht haben, dass Sie unter Arthrose leiden, lassen Sie die Symptome bitte unbedingt von Ihrem Arzt oder Heilpraktiker abklären. Zum einen ist es wichtig, festzustellen, ob hinter Ihren Beschwerden nicht eine andere Krankheit steckt. Zum anderen ist Hilfe leichter möglich, wenn Sie und Ihr Arzt frühzeitig Bescheid wissen.

Arthrose heißt so viel wie Gelenkverschleiß, und damit wird der Prozess der Abnutzung des Gelenkknorpels auch treffend beschrieben. Die ersten Anzeichen dieser Erkrankung treten bereits vor der unwiderruflichen Gelenkschädigung auf: Muskeln und Bänder schmerzen. Aber unwiderruflich ist Arthrose nur in der absoluten Endphase, wenn das Gelenk bereits zerstört ist.

Bevor es jedoch so weit kommt, haben Sie die Chance, dieser Zivilisationskrankheit zu begegnen und für alle Zeiten ihre Beweglichkeit zu erhalten.

Gelenkveränderungen schon bei 35-Jährigen

Gelenkverschleiß (Degeneration) ist eine der häufigsten Erkrankungen des Bewegungsapparates. Bereits bei der Hälfte aller über 35-Jährigen liegen mehr oder weniger starke arthrotische Gelenkveränderungen vor, meist jedoch ohne nennenswerte Beschwerden. Die Arthrose ist eine langsam fortschreitende Krankheit, die häufig erst spät als solche erkannt wird – dann nämlich, wenn zunehmend Schmerzen und Bewegungseinschränkungen auftreten. Charakteristisch für die Arthrose ist der Abbau des Knorpels. An Gelenken, die dauerhaft überlastet sind, beispielsweise dem Knie- oder dem Hüftgelenk, wird der Knorpel mit der Zeit rau, seine spiegelglatte Oberfläche wird matt. Als Folge davon können die Gelenkflächen nicht mehr reibungslos aufeinander gleiten, es »knirscht« im Gelenk.

Grundsätzlich kann jedes Gelenk von einer Arthrose betroffen sein, am häufigsten jedoch das Kniegelenk, das Hüftgelenk, die Fingergelenke, das Sprunggelenk, die Großzehengelenke und die Wirbel-

gelenke der Halswirbel- und Lendenwirbelsäule.
Meist äußert sich eine Arthrose im Anfangsstadium durch Anlauf-, später auch durch Belastungsschmerzen. Gerade nach längerem Liegen oder Sitzen fallen die ersten Schritte schwer.

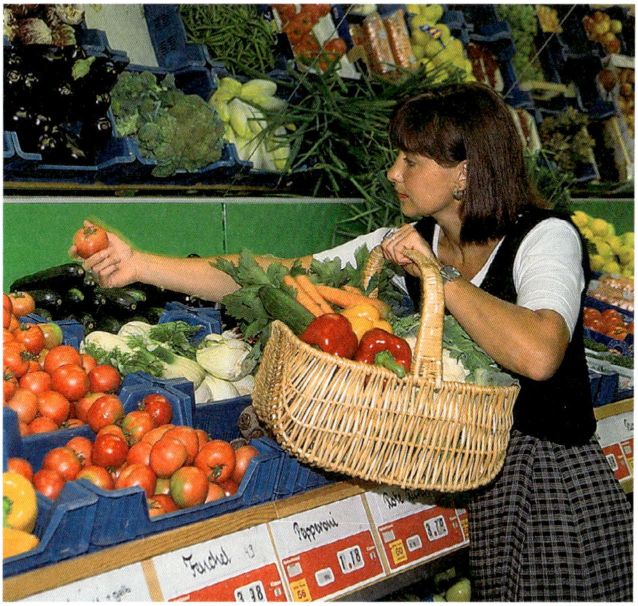

Achten Sie beim Einkauf darauf, nicht zu schwer und vor allem nicht einseitig zu tragen.

Ursachen für Arthrose

Statistisch gesehen, leiden übergewichtige Personen häufiger an einer Arthrose als normalgewichtige. Generell ist festzustellen, dass jedes Pfund zu viel den Gelenken zu schaffen macht. Hinzu kommt, dass Übergewicht Bewegung erschwert. Ausreichend Bewegung ist aber die optimale Vorbeugung gegen Arthrose.
Eine vollwertige, möglichst fettarme Kost trägt entscheidend dazu bei, Übergewicht – und damit eine Überbelastung der Gelenke – gar nicht erst entstehen zu lassen.
Im Folgenden erhalten Sie Auskunft über weitere Ursachen der Arthrose sowie Ratschläge zu allgemeinen Vorbeugemaßnahmen. Der Schwerpunkt liegt dabei auf leicht nachzumachenden Übungen zur Lockerung von Muskeln und Gelenken sowie zu ihrer Dehnung und Kräftigung. In einem umfangreichen Anhang erhalten Sie außerdem Erläuterungen zu medizinischen Fachbegriffen und Medikamenten, Tipps zum Weiterlesen und Adressen von Verbänden und Selbsthilfegruppen.
Sie brauchen dieses Buch nicht von vorn nach hinten zu lesen, sondern Sie können darin herumblättern und sich zum jeweiligen Thema das heraussuchen, was Sie besonders interessiert.
Die Autoren wünschen Ihnen gute Besserung.

München, im Herbst 2006

Basiswissen

Die Arthrose ist eine Krankheit der Gelenke, die sich in einer vermehrten Abnutzung des Gelenks äußert. Zunächst ist nur der Knorpel im Gelenk betroffen, später kann die Krankheit auf den Knochen übergreifen und beeinträchtigt auch die umgebende Muskulatur. Aber Hilfe ist möglich, vor allem mit einem Bewegungsprogramm, wie wir es Ihnen in diesem Buch vorstellen. Bevor Sie daran gehen, sollten Sie aber abklären lassen, worauf sich Ihre Beschwerden zurückführen lassen, und Sie sollten sich so gut wie möglich über Ihre Krankheit informieren. Ein informierter Patient kann den Arzt in seinen Bemühungen wirksam unterstützen.

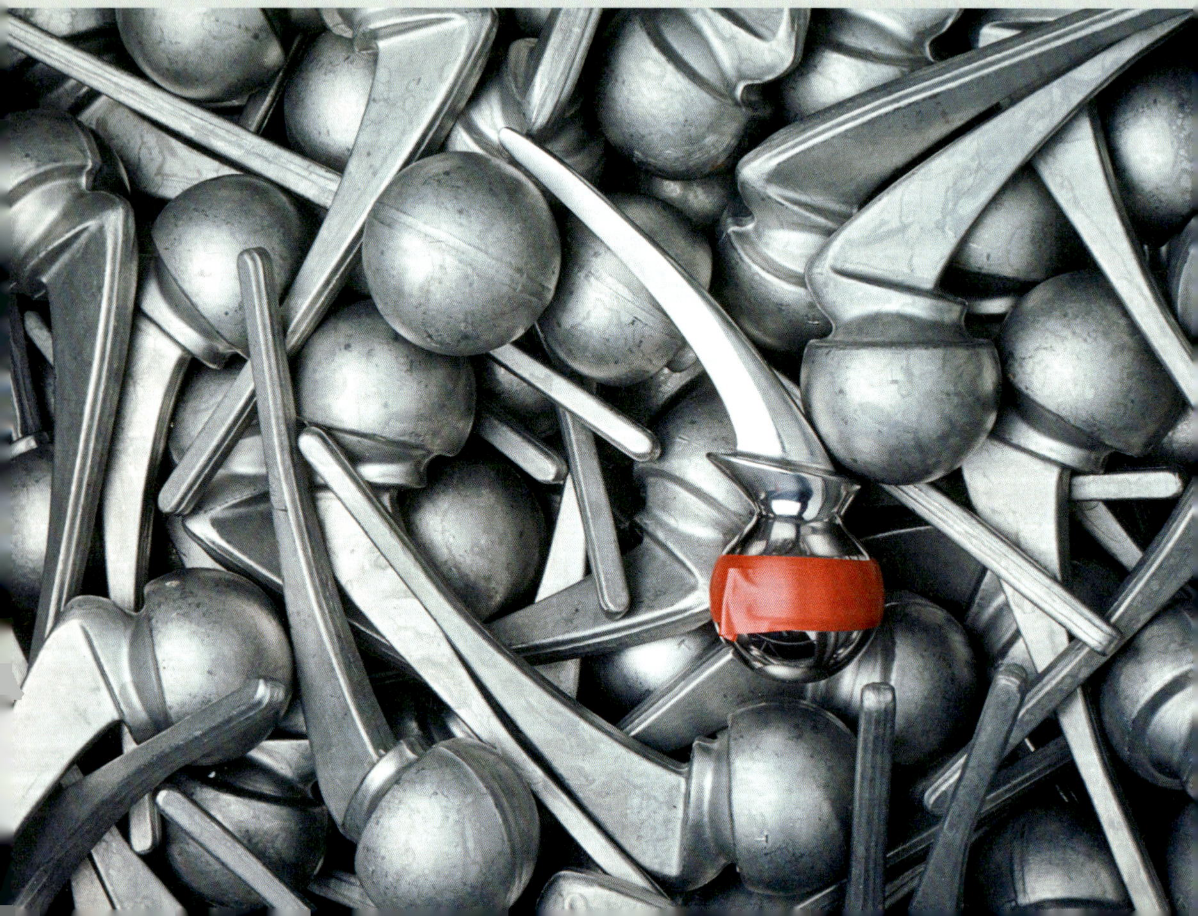

Was ist Arthrose?

Zunächst bedeutet Arthrose im weitesten Sinne nichts anderes als »Gelenkerkrankung«, vom griechischen »arthros« = das Gelenk. Im engeren Sinne ist die Arthrose mit den deutschen Übersetzungen »Gelenkverschleiß« oder »Gelenkabnutzung« schon recht genau beschrieben. Dabei wird zunächst in zunehmendem Maße der schützende Knorpelüberzug auf den Gelenkflächen abgerieben (Knorpelabrieb). Diese abnutzungsbedingten Veränderungen von Geweben und ihrer Funktion werden auch als Degeneration, die Arthrosen daher als **degenerative Gelenkerkrankungen** bezeichnet. Mit Fortschreiten der Erkrankung kommt es dann in zweiter Linie auch zu Veränderungen der Gelenkschleimhaut, der Gelenkkapsel, im Bereich des an das Gelenk angrenzenden Knochens sowie der Muskulatur. Das Krankheitsbild der Arthrose bleibt also nicht auf den Knorpelabrieb allein beschränkt.

Tritt die Arthrose an vielen Gelenken gleichzeitig auf, spricht man von einer Polyarthrose.

Wer bekommt Arthrose?

Jeder Mensch kann früher oder später von Arthrose betroffen sein: Der Verschleiß der Gelenke beginnt bereits kurz nach der Pubertät an der Halswirbelsäule, und ab einem entsprechenden Alter lassen sich praktisch an allen Gelenken derartige Veränderungen nachweisen: Von den über 50-Jährigen sind rund 80 Prozent betroffen. Andererseits ist eine gewisse Gelenkabnutzung im Laufe des Lebens normal, und sie muss auch nicht automatisch zu Beschwerden führen. Ein normales Gelenk mit einem altersentsprechenden Maß an Abnutzungsvorgängen ist bis ins hohe Alter funktionstüchtig, da die »normalen« Alterungsvorgänge in der Regel nicht zu einem so ausgeprägten Gelenkverschleiß führen wie bei einer Arthrose-Erkrankung.

Arthrose ist keineswegs eine zwangsläufige, unabwendbare »Alterserscheinung«. Wie Sie dagegen vorgehen können, erfahren Sie im Kapitel 2 (Vorbeugung).

Die Häufigkeit der Arthrose ist von Gelenk zu Gelenk verschieden – am häufigsten betroffen ist das Kniegelenk (Gonarthrose), gefolgt

Es ist falsch, zu glauben, dass jeder Mensch im Alter unter Arthrose leiden müsste. Man kann mit einem sanften Bewegungsprogramm die Krankheit zumindest eindämmen und dafür sorgen, dass die Symptome nicht zu einer Einschränkung der Lebensqualität führen.

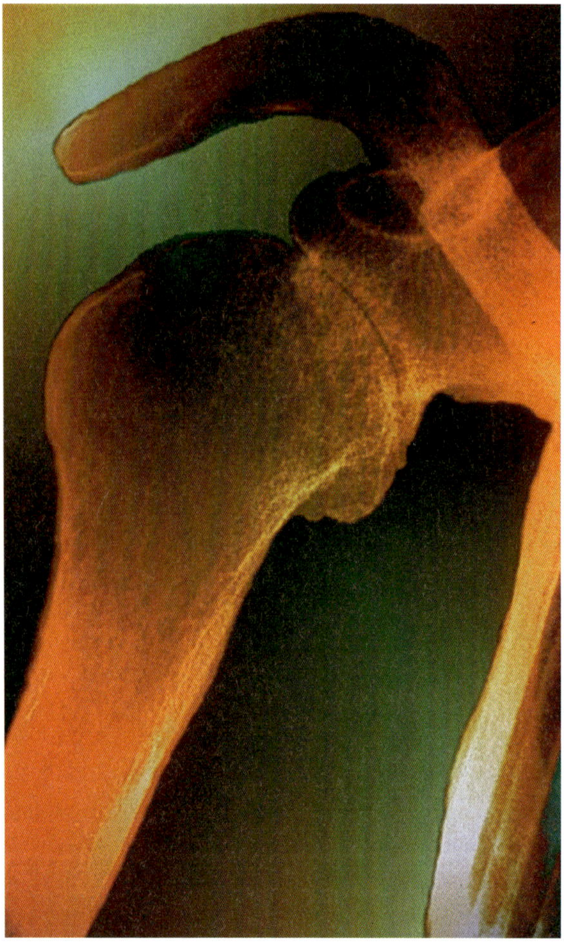

Arthrotisches Schultergelenk (Röntgenaufnahme)

vom Hüftgelenk (Coxarthrose). Insgesamt gelten nach Expertenschätzungen derzeit etwa 5 Millionen Deutsche als arthrosekrank, und die Tendenz ist steigend. Im Jahre 2010 wird wohl jeder Fünfte in Deutschland von Gelenkverschleiß betroffen sein.

Aber von Anfang an: Wovon ist überhaupt die Rede, wenn es um Gelenke geht?

So sieht es aus: Aufbau und Funktion eines Gelenks

Ein **Gelenk** ist zunächst einmal eine Verbindung zwischen zwei oder mehreren Knochen. Grundsätzlich weist jedes Gelenk die gleichen Strukturen auf, lediglich Form und Funktion sind unterschiedlich:

- Im Inneren des Gelenks befinden sich zunächst die einander gegenüberliegenden **Gelenkflächen** (Enden der am Gelenk beteiligten Knochen), gelegentlich auch als Gelenkkopf und Gelenkpfanne bezeichnet.
- Die Gelenkflächen sind vom 2 bis 5 Millimeter dicken **Gelenkknorpel** überzogen. Größere und stärker beanspruchte Gelenke verfügen meist über eine dickere Knorpelschicht als kleinere und weniger belastete.
- Die **Gelenkkapsel** aus Bindegewebe umgibt schützend die Gelenkflächen.
- Auf ihrer Innenseite sondert die Gelenkkapsel über eine dünne Schleimhautschicht die **Gelenkflüssigkeit** (Synovia) ab, die als »Gelenkschmiere« für die Gleitfähigkeit sorgt und zur Ernährung des Knorpels dient.

Die reguläre Verbindung zwischen Knochen ist ein Gelenk; nur selten gibt es unbewegliche Fugungen, beispielsweise im Schambereich.

- Zur zusätzlichen Gelenkführung und Stabilisierung ist jedes Gelenk von einem komplizierten System aus **Bändern und Muskeln** umgeben, wodurch abnorme oder übermäßige Bewegungen verhindert werden.
- In einigen Gelenken (z. B. Kniegelenk) kommen zur besseren Kraftübertragung zusätzlich **Menisken** vor.

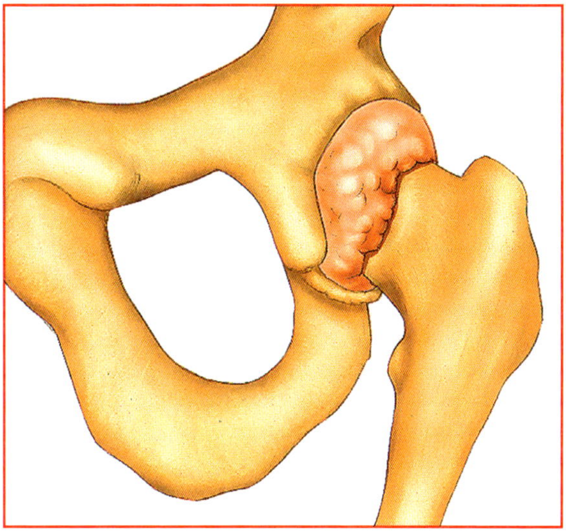

Hüftgelenk mit Gelenkknorpel. Ein normales Gelenk bleibt trotz des altersbedingten Verschleißes bis ins hohe Alter funktionstüchtig.

Dazu ist es da: die Funktion eines Gelenks

Gesunde Gelenke ermöglichen, je nach ihrem anatomischen Aufbau, mehr oder weniger ausgeprägte **Bewegungen** der verbundenen Knochen gegeneinander, von Armen, Beinen oder (teilweise) der Wirbelsäule. Ohne Gelenke wäre das gesamte Skelettsystem in sich unbeweglich und starr: Gehen, Laufen – Bewegungen jeder Art wären unmöglich.

DAS FUNKTIONIEREN VON GELENKEN

Kernstück gesunder Gelenke ist der **Gelenkknorpel**. Seine wesentliche Funktion besteht in der Abfederung und optimalen Verteilung der Belastungen, die bei Bewegungen auf das Gelenk einwirken, um eine möglichst schonende Gelenkbeweglichkeit zu gewährleisten (»Stoßdämpfer«). Wichtig für eine optimale Gelenkfunktion ist außerdem die **Mechanik** der beteiligten Knochen: Nur die richtige Stellung der Knochen zueinander (Achsenstellung) und damit das einwandfreie Ineinanderpassen und Zusammenwirken der beiden Gelenkflächen ermöglicht gelenkschonende und stabile Bewegungen.

Hyaluronsäure ist ein wesentlicher Bestandteil der Proteoglykane. Sie ist für die wasserbindende und damit elastische Funktion verantwortlich.

Knorpelgewebe – und somit auch der Gelenkknorpel – besteht im Gegensatz zu anderen Geweben aus nur wenigen Zellen, den **Knorpelzellen**, und reichlich Grundsubstanz, der **Knorpelmatrix**. Die Grundsubstanz wird von den Knorpelzellen gebildet und enthält vor allem Bindegewebe (Kollagen), eiweißhaltige Zuckerbaustoffe (sogenannte Proteoglykane), Wasser sowie in geringem Maß Fette. Das Bindegewebe aus Kollagen bildet das Gerüst des Knorpels und ist für seine Stützfunktion und Druckbelastbarkeit zuständig. In dieses Gerüst sind die Proteoglykane für die Elastizität des Knorpels eingebettet (»Wasserkissenfunktion«).

Der Gelenkknorpel besitzt keine eigenen Blutgefäße, daher müssen die Knorpelzellen aus der Umgebung ernährt werden. Dies geschieht über die Gelenkflüssigkeit. Auch der Wassergehalt des Knorpels ist für seine Ernährung von wesentlicher Bedeutung: Je höher der Wassergehalt, desto günstiger ist dies für den Knorpel und damit für das Gelenk. Die Proteoglykane verfügen über eine ausgezeichnete Quellfähigkeit, d.h., sie haben die Fähigkeit, Wasser zu binden. Daher hängt der Wassergehalt des Knorpels von ihrem Vorhandensein ab.

Die Ursachen der Arthrose

Durch Überlastungen des Gelenks oder durch Verletzungen wie Meniskus- und Kreuzbandrisse können Arthrosen bereits in frühem Alter auftreten.

Häufig findet man keine eindeutige Ursache für die Gelenkerkrankung, Mediziner sprechen dann auch von einer idiopathischen oder primären Arthrose, die sich ohne erkennbaren Grund entwickelt.

Auch Fehlstellungen der Knochen, beispielsweise angeborene Hüftluxation, O- oder X-Beine, Durchblutungsstörungen des Knochens, schlecht verheilte Knochenbrüche mit Stufenbildungen im Gelenk oder Übergewicht kommen als Ursachen für eine Arthrose infrage.

Durch all diese Beeinträchtigungen wird die genaue »Passform« der am Gelenk beteiligten Knochen vermindert oder ganz aufgehoben, das Gelenk wird nicht mehr gleichmäßig beansprucht, der Gelenkknorpel kann dem Druck nicht standhalten und nutzt sich durch falsche und einseitige Belastung ab.

Die klassische altersbedingte Arthrose gehört in die Gruppe der **primären Arthrosen**, obwohl sie durch bestimmte Risikofaktoren begünstigt wird (→ Kapitel 2, Vorbeugung). Die **sekundäre Arthrose** dagegen ist Folge von zugrunde liegenden Erkrankungen, für die im Ksten rechts einige Beispiele genannt werden.

DIE HAUPTSÄCHLICHEN ARTHROSEURSACHEN

Man kann grundsätzlich folgende Ursachen für eine Arthrose unterscheiden:

- **Angeborene Störungen der Gelenkentwicklung und Gelenkanatomie**, z. B. angeborene Hüftauskugelung oder gestörte Reifung des Hüftpfannendaches (sogenannte kongenitale Hüftgelenkluxation oder Hüftdysplasie)
- **Gelenkerkrankungen im Wachstumsalter**, z. B. Absterben des Hüftkopfes (Perthes-Erkrankung) oder Lösung und Verschiebung des Hüftkopfes im Bereich der Wachstumsfuge des Hüftkopfes (Epiphysiolysis capitis femoris)
- **Altersunabhängige Gelenkerkrankungen,** z. B. Entzündungen (chronische Polyarthritis oder bakterielle Entzündungen) oder Ablagerungen von Stoffwechselprodukten im Gelenk (sogenannte Kristallarthropathien wie Gicht und Pseudogicht)
- **Erkrankungen des Stoffwechsels und des hormonellen Systems**, z. B. Störungen des Kupferstoffwechsels oder des Eisenstoffwechsels, Erkrankungen der Hirnanhangdrüse oder der Nebenschilddrüse und die Bluterkrankheit
- **Erkrankungen des Nervensystems**
- **Überlastungsschäden durch Beruf und Sport** mit verstärktem Knorpelabrieb
- **Veränderungen nach Unfällen**, z. B. Fehlstellungen der Knochen nach einem Knochenbruch wie X- oder O-Beine oder verstärkter Knorpelabrieb nach Kreuzband- oder Meniskusriss
- **Erbliche Faktoren**

Was passiert bei Arthrose mit dem Gelenk?

Allzu einseitige Belastungen führen zu ungünstigen mechanischen Verhältnissen im Gelenk. Das trägt dazu bei, dass sich der Gelenkknorpel verstärkt abschleift, bis im Endstadium der Arthrose in der Regel Knochen auf Knochen reibt, was äußerst schmerzhaft ist.

Der gesunde Gelenkknorpel sichert die Funktion eines jeden Gelenks. Deshalb können Schäden am Knorpel die Belastbarkeit des Gelenks deutlich herabsetzen und so seine ordnungsgemäße Funktion beeinträchtigen, je nach Art und Schwere des Schadens. Für das jeweilige Gelenk ungeeignete und zu starke Dauerbelastungen, aber auch anhaltender Bewegungsmangel sind für die Ernährung des Knorpels und seine optimale Funktion ausgesprochen ungünstig. Daher müssen beispielsweise nach Knochenbrüchen, die mit ei-

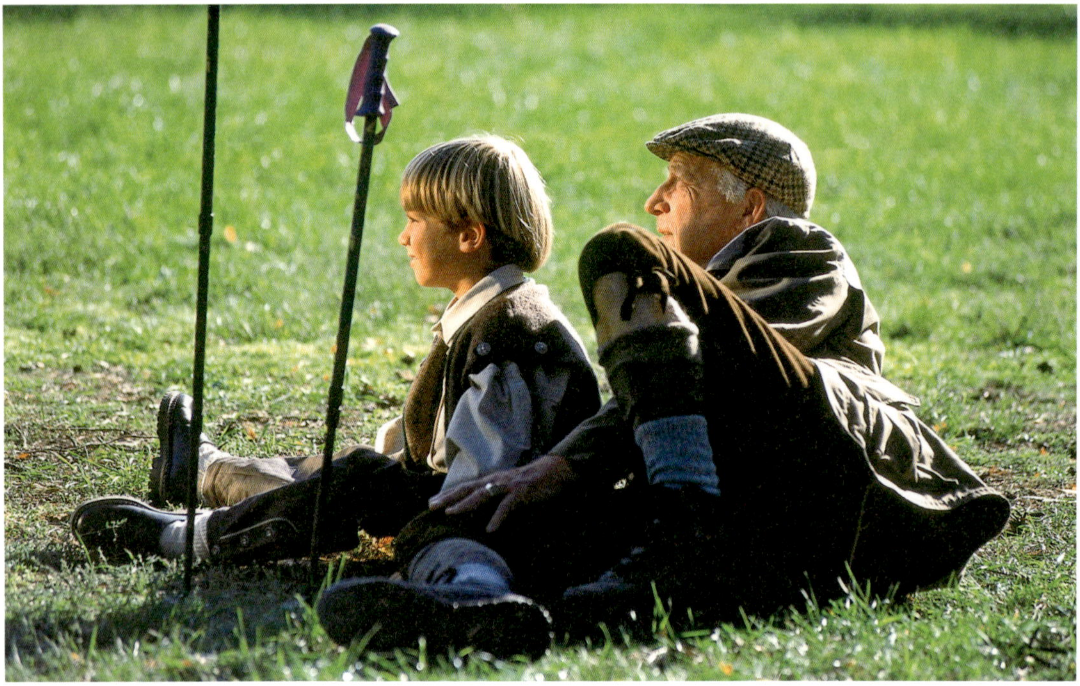

Mäßige, aber regelmäßige Bewegung tut den Gelenken gut und hält Sie in Form.

nem Gips versorgt waren, die eingegipsten Gelenke mittels Krankengymnastik erst wieder trainiert werden, bevor ihre volle Funktionstüchtigkeit wieder erreicht ist.

Eine Arthrose betrifft aber nicht nur den Gelenkknorpel, sondern auch den darunter liegenden Knochen, die Gelenkschleimhaut, die Gelenkkapsel, die Bänder und die umgebende Muskulatur. Zu Beginn der Arthrose finden sich bei den Gelenkspiegelungen (**Arthroskopien**) oder im Röntgenbild sogenannte Knorpelerweichungen und ein zunehmender Abrieb des Knorpels; dabei wird die Knorpelschicht immer dünner. Die Knorpeloberfläche ist rau und stumpf, nicht mehr glatt und glänzend wie in einem gesunden Gelenk. Je länger die Erkrankung andauert, desto tiefer und zahlreicher werden die Einrisse in der Knorpelschicht. Am Ende dieses Prozesses liegt der vorher vom Knorpel geschützte Knochen frei.

Da der Knorpel nicht über eine eigene Versorgung mit Blutgefäßen verfügt, ist seine Heilung nach Verletzungen erschwert.

Dadurch kommt es zu Versuchen des Körpers, diese Schäden zu reparieren: Es entstehen knöcherne Anbauten an den Rändern (**Osteophyten**), und innerhalb des Knochens bilden sich Hohlräume, die die Festigkeit des Knochens vermindern. Der Knochen in

der Nähe des Gelenks wird immer dicker und der Gelenkspalt zwischen den Knochen damit schmaler. Durch eine verminderte Durchblutung von Gelenkkapsel und Gelenkschleimhaut schwillt das Gelenk weiter an und wird unbeweglicher. Die wichtige Gelenkflüssigkeit wird nur noch in verminderter Menge gebildet. Verkürzte und versteifte Bänder führen darüber hinaus zu einer Druckerhöhung im erkrankten Gelenk und damit zu verstärkten Schmerzen.
Da die übrigen Gelenkstrukturen durch die Erkrankung ebenfalls in Mitleidenschaft gezogen werden, verstärkt sich bei einer Schwächung der schützenden und stützenden Muskulatur die Überlastung des Gelenkknorpels. Durch eine Begleitreaktion der Gelenkkapsel kommt es zur Bildung und Ansammlung von Flüssigkeit im Gelenk, einem **Gelenkerguss**. Dieser ist nicht durch Krankheitserreger ausgelöst, sondern ausschließlich durch die mechanische Reizung aufgrund der veränderten Gelenkstruktur. Sogenannte **Enzyme** in diesem Erguss verstärken dann ihrerseits wiederum den Abbau der Knorpelsubstanz, dadurch wird das Gelenk weiter geschädigt - ein Teufelskreis beginnt.
Irgendwann geht es dann nicht mehr weiter - Sie müssen etwas unternehmen.

Lassen Sie es gar nicht erst zur Entstehung des Teufelkreises aus Schmerz und Schwächung kommen. Ein behutsam ausgeführtes Gymnastikprogramm und Maßnahmen aus der physikalischen Therapie können Ihnen dabei helfen.

Symptome und Warnzeichen: wann zu welchem Arzt?

Grundsätzlich gilt: Länger andauernde Schmerzen müssen behandelt werden. Schmerzen nach kurzzeitiger Überbeanspruchung eines Gelenks verschwinden im Allgemeinen bald wieder. Sie stellen eine normale Reaktion des Körpers dar. Wenn aber die Schmerzen häufiger auftreten, mehrere Gelenke betreffen, länger anhalten und durch die Belastung eigentlich nicht zu erklären sind, dann sollten Sie diese Schmerzen vom Arzt abklären lassen.
Zu Beginn der Erkrankung sind die Schmerzen meist noch leicht und treten zunächst auch nur unter starker Belastung auf. Die Schmerzen können sich auf das Gelenk beziehen, aber auch als Muskelschmerzen empfunden werden. Diese Muskelschmerzen

Der Verlauf der Arthrose ist schleichend. Das wichtigste Symptom, das im Allgemeinen zum Arzt führt, sind Schmerzen.

entstehen durch eine häufig unbewusst eingenommene Schonhaltung des betroffenen Gelenks, was zu Muskelverspannungen führt. Einige Beschwerden bei Arthrose gelten für fast alle Gelenke, unabhängig davon, wo die Arthrose tatsächlich auftritt. Dazu gehört neben dem Anlaufschmerz noch der Belastungsschmerz: Das Gelenk kann eine Zeit lang gut belastet werden, nach einer gewissen Zeit treten aber Beschwerden auf bzw. verstärken sich. Das Gelenk kann sich dabei warm anfühlen und anschwellen. Die Beschwerden verstärken sich im Tagesverlauf und bessern sich bei Ruhe.

Wenn es bereits im Ruhezustand zu Schmerzen der Gelenke und der Muskulatur kommt, ist die Arthrose vermutlich schon weit fortgeschritten. Aber selbst in diesem Stadium können richtig angewandte therapeutische Maßnahmen noch gute Erfolge zeigen und die Krankheit zum Stillstand bringen.

WAS SIND ANLAUFSCHMERZEN?

Im Frühstadium der Arthrose treten bei den ersten Bewegungen nach dem Aufstehen am Morgen oft typische »Anlaufschmerzen« auf. Man versteht darunter das Auftreten oder die Verstärkung von Schmerzen zu Beginn einer Belastung. Der Betroffene braucht ein wenig Zeit, um »in die Gänge zu kommen«. Diese Beschwerden verschwinden jedoch nach kurzem Durchbewegen wieder.

Der typische Krankheitsverlauf

Mit der Zeit kommen mit zunehmender Schädigung des Knorpels **anatomische Veränderungen** im Bereich der gelenknahen Knochen, der Gelenkschleimhaut und der Gelenkkapsel sowie der Muskulatur hinzu. Die Gelenke schmerzen schon bei normalen Bewegungen, die Muskelverspannungen haben sich zu Muskelverhärtungen entwickelt, die schließlich zu einer Verkürzung der Muskulatur führen. Dadurch kommt es zu einem verstärkten Zug der Sehnen am Knochen, der zunehmend belastet wird. Dies wiederum erhöht den Druck auf die Gelenke. Die Schmerzen treten häufiger auf und werden stärker. Entzündet sich die Gelenkinnenhaut, kann es zu Schwellungen und Gelenkerguss kommen.

Schließlich treten auch **Ruheschmerzen** auf, und das Gelenk wird durch die zunehmenden Veränderungen und die Verkürzung der Muskulatur unbeweglicher. Aufgrund der Schonhaltung kann es zu einer fehlerhaften Belastung des Gelenks kommen. Dadurch verkümmert die Muskulatur weiter und verliert an Kraft, es kommt zu Verformungen des Gelenks. Durch den Knorpelverlust kann das Gelenk außerdem locker und instabil werden. Die Bänder, die normalerweise die Gelenke in Form halten, lockern sich. Ist der Knorpel schließlich vollständig abgerieben, kann das Gelenk völlig versteifen und unbeweglich werden. Die unbewusste Anpassungsfähigkeit des Menschen ist dabei oft erstaunlich groß, da die Bewegungseinschränkungen durch Ausgleichsbewegungen kompensiert werden.

Je nach Intensität der Beschwerden lässt sich auch zwischen einer akuten oder aktivierten und einer chronischen Arthrose unterscheiden, wobei grundsätzlich sowohl der Beginn als auch der Verlauf einer Arthrose **chronisch** ist. Die Erkrankung verläuft langsam und schleichend, ohne dass es ein auslösendes Ereignis wie beispielsweise einen Unfall gegeben hat. Zwischendurch treten Krankheitsschübe mit Schwellung, Rötung und Überwärmung auf, die man als **akute** oder **aktivierte Arthrose** bezeichnet.

Die chronische oder stumme Arthrose macht sich erst in ihrem Endstadium bemerkbar, die aktivierte Arthrose äußert sich heftig und drängt zur Behandlung.

Insgesamt zeigen sich bei Arthrose folgende **Symptome**:

- Schmerzen, vor allem bei Belastungen wie Treppe abwärtsgehen und zu Beginn einer Bewegung
- Schwellung des Gelenks, eventuell verbunden mit einem Gelenkerguss
- Muskelverspannungen, zunächst im gelenknahen Bereich
- Herabgesetzte Beweglichkeit des Gelenks, die schließlich zum Funktionsverlust des Gelenks führen kann
- Zunehmende Verformungen des Gelenks

Der Arzt kann anhand Ihrer Krankengeschichte, des klinischen Befunds der Untersuchung und eventueller weiterer Untersuchungsverfahren die Diagnose einer Arthrose bestätigen oder ausschließen.

Aber welches **Fachgebiet** ist nun für Sie und Ihre Erkrankung zuständig? Den »Facharzt für Arthrose« gibt es nicht, und je nach Ursache können un-

WARNZEICHEN

Sie sollten unbedingt einen Arzt aufsuchen, wenn

- Sie anhaltende Schmerzen haben oder Ihre Bewegungsfähigkeit dauerhaft vermindert ist
- das Gelenk gerötet oder geschwollen ist oder sich heiß anfühlt

Versuchen Sie, sich so gründlich wie möglich auf den Arztbesuch vorzubereiten. Nur als informierter, mündiger Patient sind Sie in der Lage, gemeinsam mit Ihrem Arzt die richtigen Therapieentscheidungen zu treffen.

terschiedliche medizinische Disziplinen für eine genaue Diagnostik und Behandlung infrage kommen, beispielsweise Allgemeinmediziner, Internisten mit Kenntnissen im Bereich rheumatischer Erkrankungen (sogenannte Rheumatologen), Orthopäden oder auch Sportärzte. Erster Ansprechpartner ist der Hausarzt.
Und damit Sie sich schon ein bisschen auf den Arztbesuch vorbereiten können, gibt Ihnen der folgende Abschnitt einen allgemeinen Überblick über den möglichen Ablauf.

Was geschieht beim Arzt? – Diagnostik

Die Diagnose »Arthrose« lässt sich häufig schon durch die Krankengeschichte (**Anamnese**), die charakteristischen Beschwerden sowie durch das Aussehen der betroffenen Gelenke stellen. **Laboruntersuchungen** und die sogenannten »**bildgebenden Techniken**«, d.h., eine bildliche Darstellung der betroffenen Gelenke mithilfe von Verfahren wie Ultraschall (Sonographie), konventionellem Röntgen und Schichtbildverfahren (Computertomographie, Magnetresonanztomographie) dienen im Allgemeinen nur zur Absicherung der Diagnose bzw. zur Abgrenzung gegen andere, möglicherweise infrage kommende Erkrankungen (sogenannte Differenzialdiagnostik). Auch zur Ermittlung von eventuell zugrunde liegenden Erkrankungen, die Ursache der Arthrose sind, sind solche weiterführenden Untersuchungen sinnvoll, um nicht nur das Symptom (Arthrose) zu behandeln, sondern auch die dafür verantwortliche Grunderkrankung (z.B. bakterielle Entzündung, rheumatoide Arthritis).

Erhebung der Krankengeschichte

Nur wenn Sie ausreichend über Ihre Erkrankung informiert sind, können Sie bei der Behandlung mitarbeiten.

Sie steht am Anfang eines jeden Arztbesuchs. Sie schildern Ihre Beschwerden so genau wie möglich, und der Arzt stellt Ihnen im Anschluss gezielte Fragen zur weiteren Klärung. Je genauer die Erhebung der Krankengeschichte, desto gezielter können die weiterführenden Untersuchungen geplant werden. Auch Kleinigkeiten, die Ihnen vielleicht belanglos vorkommen mögen, können im Gesamtzusammenhang der Krankengeschichte sehr wichtig sein.

Bei diesem Gespräch können und sollen Sie Ihrem Arzt auch gezielte Fragen stellen, wenn Ihnen etwas unklar ist. Nutzen Sie diese Möglichkeit, mehr über Ihre Erkrankung zu erfahren.

Neben diesen unmittelbaren Fragen zu den Symptomen sind für den Arzt weiterhin von Bedeutung:

- **Frühere Gelenkerkrankungen oder Schädigungen des betroffenen Gelenks:** Die Ursachen einer Arthrose können lange vor dem Zeitpunkt der ersten Beschwerden liegen. Dazu gehören beispielsweise Unfälle, bei denen das Gelenk, die Bänder oder die umgebende Muskulatur verletzt wurde, Störungen des Knochenwachstums in der Kindheit, frühere Fehlstellungen eines Gelenks, frühere Bewegungseinschränkungen in einem Gelenk.
- **Erkrankungen in der Familie:** Manche zu Arthrose führende Erkrankungen können familiär gehäuft vorkommen (z.B. entzündliches Gelenkrheuma oder Zuckerkrankheit).

Suchen Sie das Gespräch mit Ihrem Arzt, und fragen Sie nach allem, was Ihnen unklar ist. Ihr Arzt informiert Sie gern – und er ist nebenbei dazu auch verpflichtet.

FRAGESTELLUNGEN

Bei der Erhebung der Krankengeschichte sollten folgende Fragen geklärt werden:

- **Wo** treten die Schmerzen auf – Gelenke, Muskulatur, Sehnenbereich? Ein Gelenk oder mehrere Gelenke?
- **Wie** sind die Schmerzen beschaffen – drückende, ziehende, scharfe, reißende Schmerzen? Wie stark ist der Schmerz (eventuell auf einer Skala angeben)? Sind die Schmerzen gleichbleibend, wellenförmig, zu- oder abnehmend?
- **Wann** treten die Schmerzen auf? Am Morgen, am Abend, den ganzen Tag? Seit wann bestehen die Schmerzen? Seit Stunden, Tagen, Monaten?
- **Wie lange** halten die Schmerzen an? Minuten, Stunden, Dauerschmerz?
- Unter **welchen Umständen** treten die Schmerzen auf? Bei Belastung, in Ruhe? Unter welchen Umständen sind sie das erste Mal aufgetreten? Sind die Schmerzen von anderen Symptomen begleitet, beispielsweise von erhöhter Körpertemperatur, allgemeiner Abgeschlagenheit, anderen Beschwerden, die nicht direkt auf eine Gelenkerkrankung hinweisen (z.B. Verdauungsstörungen, »Hautausschläge« etc.)? Unter welchen Umständen bessern sich die Schmerzen? Durch Wärme, durch Kälte?

- **Soziales und berufliches Umfeld:** Beide können wesentliche Einflüsse auf die Entstehung und den Verlauf von Erkrankungen haben (z.B. berufliche Belastungen, die die Gelenke besonders beanspruchen können: Fliesenleger, mit Druckluftwerkzeugen arbeitende Bauarbeiter oder Freizeitsport, der schon lange zurückliegt, aber die Gelenke beeinflusst haben könnte, z.B. Tennis, aber auch berufliche Tätigkeiten, bei denen einzelne Gelenke oder der gesamte Bewegungsapparat stark belastet werden).

DIE GELENKUNTERSUCHUNG

Die folgende Aufzählung erläutert Ihnen die wichtigsten Prüfungen bei der Gelenkuntersuchung.

- **Zustand der Gelenke:** Der Arzt wird sich zunächst einen optischen Gesamteindruck Ihrer Körperhaltung und der Stellung Ihrer Gelenke verschaffen, anschließend wird er die Gelenke abtasten. Dabei gilt die besondere Aufmerksamkeit eventuell vorhandenen Entzündungszeichen, z.B. Rötungen oder Schwellungen, und Achsenfehlstellungen, z.B. »X-Bein«. Ein gerötetes, sich warm anfühlendes Gelenk ist typisch für eine entzündliche Gelenkerkrankung (Arthritis). Schmerzen bei Bewegung oder bei Druck sind dagegen bei einer Arthrose ausgeprägter. Verdickungen im Bereich von Sehnenscheiden sind ein Hinweis auf einen entzündlichen Prozess in diesem Bereich. Weiche, pralle Schwellungen im Gelenk unterstreichen den Verdacht auf einen Gelenkerguss.
- **Beweglichkeit der Gelenke:** Im nächsten Schritt werden Sie selbst aktiv. Sie müssen nach Vorgaben Ihres Arztes bestimmte Bewegungen ausführen, durch die Rückschlüsse auf eine normale oder aber eine verminderte, eingeschränkte Gelenkfunktion möglich sind. Auch »Überbeweglichkeiten« über das normale Bewegungsausmaß hinaus durch Bänderschädigungen sind möglich. Kennzeichnend für eine Arthrose sind dabei auch Reibegeräusche (sogenannte Krepitationen) im Gelenk bei der Bewegung.
  Der Bewegungsumfang und die überhaupt möglichen Bewegungen in den einzelnen Gelenken werden in Winkelgraden gemessen und dokumentiert (Neutral-Null-Methode).
- **Muskelkraft:** Gelenke werden durch Muskeln bewegt. Daher müssen in die Beurteilung eines Gelenks auch die dazugehörigen Muskeln oder Muskelgruppen aufgenommen werden. Diese werden inspiziert und abgetastet, danach wird die »grobe Kraft« gemessen. Diese Kraft eines Muskels wird auf einer Skala von 0 bis 5 erfasst. Dabei bedeutet »0« eine komplette Bewegungsunfähigkeit bzw. Lähmung, »5« eine normale Kraft.

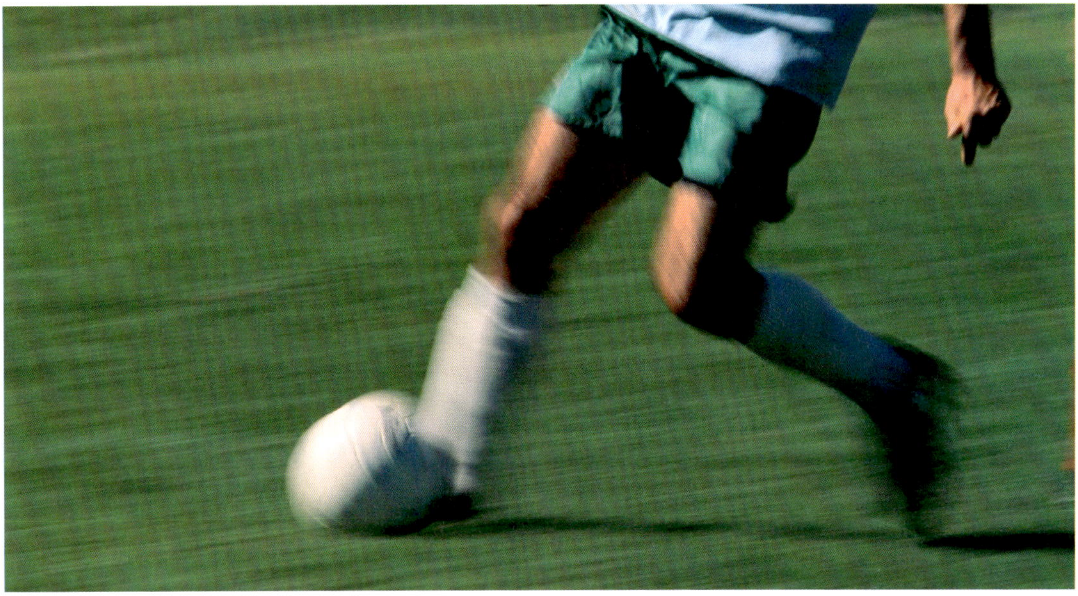

Körperliche Untersuchung

Bei der körperlichen Untersuchung werden die Beweglichkeit der Gelenke (Bewegungsumfang, Schmerzen bei der Bewegung), die Stabilität (Prüfung der am Gelenk beteiligten Bänder), Schwellungen, Veränderungen der Haut und Punkte mit Druckschmerz beurteilt. Vor allem bei Schäden der Knie- und Hüftgelenke sind darüber hinaus Auffälligkeiten im Gangbild zu erkennen. Sie werden bei der Untersuchung von Ihrem Arzt zu einigen »Übungen« aufgefordert, mit denen er Hinweise auf die Funktionsfähigkeit Ihrer Gelenke erhält. Diese Untersuchungen erfordern einen freien Blick auf den gesamten Körper, daher sollten Sie sich nicht wundern, wenn Ihr Arzt Sie bittet, sich für die Untersuchung teilweise zu entkleiden.

Leistungssportler, beispielsweise Fußballspieler, sind sehr häufig schon in jungen Jahren von Gelenkverschleiß betroffen.

Das Nervensystem ist mit dem Knochen- und Gelenksystem in seinen Funktionen eng verbunden. Daher gehört zu jeder Untersuchung der Gelenke auch eine orientierende neurologische Untersuchung.

Und schließlich, da kein Organ oder Organsystem allein für sich existiert, ohne Bezug zu anderen Organsystemen, ist bei jeder Untersuchung auch eine Beurteilung des »Allgemeinzustandes« notwendig. Daher wird Ihr Arzt in der Regel eine allgemeine körperli-

Signale aus dem Nervensystem werden in Bewegungen von Muskeln und Gelenken umgesetzt. Umgekehrt wird das Nervensystem durch Rückmeldungen aus eigenen »Sinnesorganen« (Propriozeptoren) des Bewegungsapparates über die Position des Körpers im Raum informiert.

che Untersuchung vornehmen und Herz und Lungen abhören, den Bauch abtasten und die Haut in Augenschein nehmen.

Laboruntersuchungen

Es gibt leider keinen für Arthrose typischen Laborbefund bei der Blut- und Urinuntersuchung. Durch Laboranalysen können aber wichtige Zusatzinformationen bei der Abgrenzung einer Arthrose gewonnen werden. Für sich allein genommen kann die Labormedizin jedoch die Diagnose einer Arthrose nicht sichern.

Trotzdem sollte eine Laboruntersuchung herangezogen werden, um die Ursache einer Arthrose (mit) klären zu helfen und mögliche andere Erkrankungen auszuschließen. Laboranalysen kommen beispielsweise in Betracht, wenn konkrete Fragen geklärt werden sollen, die aus den Ergebnissen von Anamnese und körperlicher Untersuchung nicht zu beantworten sind. Veränderte oder abnormale Laborwerte entstehen häufig als Folge von Erkrankungen, die zu einer sekundären Arthrose führen können. Darüber hinaus können entzündliche rheumatische Erkrankungen ausgeschlossen werden, bei denen die Entzündungszeichen im Blut verändert sind (z.B. rheumatoide Arthritis), und eine Arthrose kann dagegen abgegrenzt werden. Falls eine Gelenkpunktion oder eine Gelenkspiegelung vorgenommen wird, können auch dabei gewonnene Ergussflüssigkeit oder die »Gelenkschmiere« (Synovia) unter dem Mikroskop untersucht und gegen eine entzündliche Gelenkerkrankung abgegrenzt werden.

Zu den bei Arthrose häufig durchgeführten Laboruntersuchungen gehören:

- **Bestimmung der Entzündungszeichen:** Entzündungen sind mit typischen Veränderungen von sogenannten Markern oder Entzündungsparametern im Blut verbunden. Die bekanntesten und schon seit langer Zeit in der Praxis verwendeten Marker sind die »Blutsenkung«, eigentlich Blutkörperchensenkungsgeschwindigkeit (BSG oder BKS), und die Anzahl der weißen Blutkörperchen (Leukozyten). Auch das C-reaktive Protein (CRP) kann Anhaltspunkte für akute Entzündungsreaktionen des Körpers liefern, ebenso die Elektrophorese, die Aussagen über eine veränderte Zusammensetzung der Bluteiweiße erlaubt. Grundsätzlich ist allerdings durch alle diese Untersuchungen nur die Aussage möglich, *dass* eine Entzündung abläuft, nicht darüber, *wo* dies geschieht.

- **Bestimmung von Antikörpern:** Zur Abgrenzung der Arthrose gegen eine akute rheumatoide Arthritis oder gegen einige bakterielle Gelenkentzündungen kann eine Bestimmung spezifischer Antikörper durchgeführt werden, die dann typischerweise erhöhte Konzentrationen aufweisen.

Eine mikroskopische Untersuchung der Synovia ergibt bei Arthrose ein typisches Ergebnis. Einen typischen Laborbefund bei der Blut- und Urinuntersuchung, mit dem sich eine Arthrose zweifelsfrei feststellen ließe, gibt es dagegen leider nicht.

Bildgebende Untersuchungsmethoden

Die »bildgebenden« Techniken können wertvolle Zusatzinformationen über den Zustand der Gelenke liefern. Zu diesen Verfahren zählen neben der Röntgenuntersuchung in Einzelfällen Ultraschalluntersuchungen (Sonographie), Computertomographie (CT), nuklearmedizinische Techniken (Szintigraphie) sowie die Magnetresonanztomographie (MRT). Unter diesen Methoden ist das **konventionelle Röntgenbild** mit einer Aufnahme von vorne und einer seitlichen Aufnahme die wichtigste Untersuchung, um eine Arthrose zu diagnostizieren. Deshalb wird bei Verdacht auf eine Arthrose fast immer ein Röntgenbild angefertigt.

Im Frühstadium einer Arthrose liefert ein Röntgenbild allerdings

TYPISCHE VERÄNDERUNGEN

Zu den für eine **Arthrose typischen Veränderungen**, die im Röntgenbild zu erkennen sind, gehören:

- Schmaler gewordener Gelenkspalt (als ein Maß für den nicht direkt sichtbaren Knorpel: schmalerer Gelenkspalt = Abnahme der Knorpeldicke)
- Bildung von Ausläufern an den Knochen (Osteophyten)
- Dichter gewordener Knochen unter dem Knorpel (subchondrale Sklerosierung)
- Defekte des Knochens unterhalb des Knorpels (Geröllzysten)

noch keine typischen Befunde, da sich die typischen radiologischen Zeichen einer Arthrose erst im Laufe der Zeit und mit zunehmender Dauer der Erkrankung herausbilden. Bei den meisten über 65-Jährigen sind hierbei degenerative Veränderungen an den Gelenken zu beobachten. Das heißt nicht, dass zwangsläufig Beschwerden vorhanden sein müssen – ein Röntgenbild für sich allein kann niemals die Diagnose »Arthrose« begründen, wie übrigens auch kein anderer außerhalb des Gesamtzusammenhangs betrachteter Parameter.
Mit den konventionellen Röntgendiagnostikverfahren lassen sich Gelenkknorpel, Gelenkkapsel und, wenn vorhanden, ein Erguss nicht oder nicht direkt darstellen. Daher sind zur Klärung spezieller Fragen gelegentlich zusätzliche Verfahren notwendig.

Wird eine Arthrose festgestellt, so kann auch die Anfertigung von Kontrollröntgenbildern und der Vergleich mit früheren Röntgenaufnahmen sinnvoll sein. Es ist daher wichtig, alte Röntgenaufnahmen sorgfältig aufzubewahren oder aufbewahren zu lassen.

Mithilfe des **Ultraschalls** (Sonographie) ist die Beurteilung des Bindegewebes in der Umgebung des Gelenks möglich. Hier zeigen sich beispielsweise schon kleine Gelenkergüsse und Flüssigkeitsansammlungen. Auch Muskeln und Sehnen können gut beurteilt werden. Entzündliche Schwellungen des Bindegewebes wie Gelenkhautentzündungen sowie Schleimbeutel- und Sehnenscheidenentzündungen werden ebenfalls sichtbar. Der große Vorteil dieser Methode im Vergleich zu den anderen bildgebenden Verfahren ist ihre »Dynamik«: Hiermit ist die Untersuchung von Bewegungsabläufen möglich; Erkrankungen oder Beschwerden, die nur unter Bewegung auftreten, können sichtbar gemacht und beurteilt werden.
Die Ultraschalluntersuchung wird außerdem als Lokalisationshilfe bei Gelenkpunktionen eingesetzt.
Die **Szintigraphie**, ein nuklearmedizinisches Verfahren, wird im Rahmen der Arthrosediagnostik selten eingesetzt. Sie spricht allerdings bei entzündlichen Veränderungen im Gelenk deutlich früher an als die anderen verfügbaren Methoden und wird daher gelegentlich zur Abgrenzung von Entzündungsprozessen gegenüber degenerativen Veränderungen eingesetzt. Sicherlich handelt es sich dabei nicht um ein Routineverfahren bei der Arthrosediagnostik.
Computertomographische Aufnahmen (CT) sind sogenannte Schnittbildverfahren und werden oft zur Beurteilung von arthrotischen Veränderungen der Wirbelsäule und der Gelenke des Be-

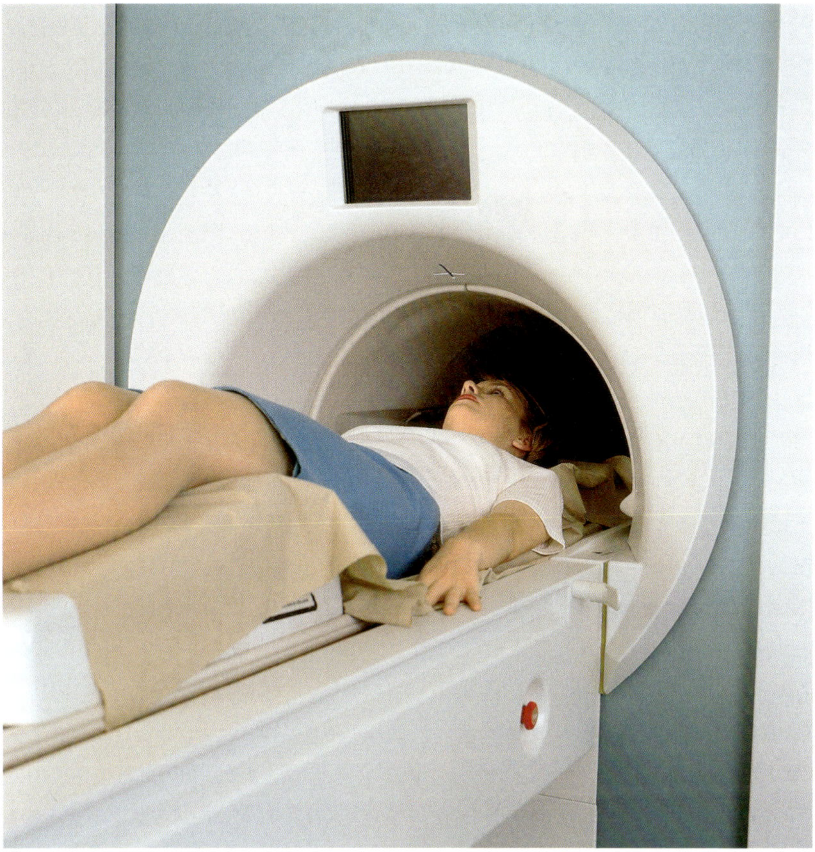

Zahlreiche bildgebende Verfahren helfen heute, arthrotische Veränderungen an den Gelenken frühzeitig festzustellen. Sie sind inzwischen auch deutlich schonender anwendbar als zu der Zeit, als nur das klassische Röntgen in Frage kam.

ckens eingesetzt. Gegenüber der klassischen Röntgendiagnostik verfügt die CT über ein besseres Auflösungsvermögen, die einzelnen Strukturen überlagern sich nicht und lassen sich so besser erkennen.

Die **Magnetresonanztomographie** (MRT), ebenfalls ein Schnittbildverfahren, ist sehr hilfreich bei der Untersuchung der Weichteile, Bänder und eventuellen Menisci. Diese Methode erzeugt mithilfe eines Magnetfeldes Schnittbilder, auf denen die Weichteile besonders gut und ohne Strahlenexposition sichtbar gemacht werden können. Auch Knorpelveränderungen können schon sehr früh festgestellt werden, wenn das Röntgenbild noch völlig unauffällig ist. Da das Verfahren aufwendig, zeitintensiv und teuer ist, wird es derzeit nur selten und nur in bestimmten Zentren für die Gelenkdiagnostik angewendet.

Alle Neugeborenen werden zur Früherkennung der angeborenen Hüftdysplasie mittels Ultraschall untersucht. So kann bei frühzeitiger Diagnose die Reifung des Hüftpfannendachs noch unterstützt werden, und Folgeprobleme wie eine Hüftarthrose sind vermeidbar.

Mit den bisher beschriebenen Methoden ist bei den meisten Patienten eine ausreichende Diagnostik der Gelenkbeschwerden ohne nennenswerte Eingriffe in den Körper möglich. Manchmal jedoch ist ein weiterer Schritt notwendig, um zu einer Diagnose zu gelangen.

Gelenkpunktion

Eine Gelenkpunktion kann sowohl als diagnostische wie auch als therapeutische Maßnahme eingesetzt werden. Bei der diagnostischen Punktion wird die Ursache für eine Gelenkschwellung festgestellt, bei der therapeutischen Punktion wird Flüssigkeit aus dem Gelenk abgezogen, um den Druck zu vermindern, und bei dieser Gelegenheit können auch Medikamente eingespritzt werden.

Alle größeren Gelenke, wie Hüft-, Knie- oder Schultergelenk, können punktiert werden, in der Regel dann, wenn sich Flüssigkeitsansammlungen (Ergüsse) gebildet haben.

Mithilfe einer **diagnostischen** Punktion soll die Ursache für eine Gelenkschwellung oder für einen Gelenkerguss gefunden werden, wenn diese mit den herkömmlichen Mitteln nicht bestimmt werden kann. Bei der Punktion wird mithilfe einer Spritze Gelenkflüssigkeit entnommen und untersucht. Die darin vorhandenen Zellen werden gezählt, der Eiweißgehalt wird bestimmt, und es wird nach eventuell vorhandenen (Gicht-)Kristallen gesucht. Eine genaue Analyse der Gelenkflüssigkeit ist von großer Bedeutung, da Gelenkergüsse viele Ursachen haben können.

Bei einem gesunden Gelenk ist die entnommene Flüssigkeit (Punktat) klar und etwas zäh, Verletzungen führen zu blutigem Punktat. Ist das Punktat farblos (serös), kann dies auf einen Meniskus- oder Knorpelschaden hindeuten. Bei rheumatischen Erkrankungen ist das Punktat meist trüb und dünnflüssig. Ist die punktierte Flüssigkeit trüb-gelblich, liegt wahrscheinlich eine eitrige Gelenkentzündung durch Bakterien vor. Kristalle in der Synovia sprechen für Gicht. Wird ein Rheumafaktor nachgewiesen, so handelt es sich mit größter Wahrscheinlichkeit nicht um eine entzündlich aktivierte Arthrose, sondern um eine klassische rheumatoide Arthritis.

GELENKPUNKTIONEN

Gelenkpunktionen können durchgeführt werden zur:

- Gewinnung von Ergussflüssigkeit für die weitere Untersuchung
- Entlastung des Gelenks durch Abziehen der Ergussflüssigkeit
- Einbringung von Medikamenten in das Gelenk

ABLAUF EINER GELENKPUNKTION

Vor einer Gelenkpunktion wird die Haut um das betroffene Gelenk gründlich gereinigt und desinfiziert. Dann führt der Arzt unter sterilen Bedingungen eine Kanüle in das Gelenk ein und saugt die vorhandene Flüssigkeit aus dem Gelenk durch eine auf die Kanüle aufgesetzte Spritze ab. Ist die Verabreichung eines Medikaments in das Gelenk (intraartikulär) notwendig, so wird dieses vor Zurückziehen der Nadel in die Gelenkhöhle eingespritzt.

Für eine Gelenkpunktion ist in der Regel keine Narkose notwendig, eine örtliche Betäubung (Lokalanästhesie) ist möglich. Im Allgemeinen wird eine Punktion ambulant, d. h. ohne Krankenhauseinweisung, durchgeführt.

Endoskopie

Bei einer Arthroskopie (Gelenkspiegelung) wird das Innere des Gelenks direkt über ein dünnes optisches Gerät betrachtet. Um dieses Gerät in das Gelenk einzuführen, sind nur maximal drei winzige Schnitte erforderlich.

Die Arthrose-Diagnose mittels Endoskopie ist im Allgemeinen sehr zuverlässig, weil hiermit eine direkte Beurteilung der geschädigten Knorpelbereiche möglich ist.

Eingesetzt wird die Arthroskopie, wenn trotz aller davor durchgeführten Maßnahmen die Diagnose immer noch nicht geklärt ist. Bei der Arthroskopie kann auch Gewebe zur mikroskopischen Untersuchung entnommen werden.

Das Gelenk kann bei der endoskopischen Untersuchung außerdem mit Flüssigkeit ausgespült werden, wodurch lose Knorpelstückchen und abgestorbene Zellen entfernt werden. Für eine rein diagnostische Arthroskopie kann eine örtliche Betäubung ausreichend sein; sie wird allerdings heute aufgrund der zahlreichen bildgebenden Verfahren fast nicht mehr durchgeführt. Außerdem sollte eine sogenannte Blutsperre angelegt (die den Operateuren ein besseres Arbeiten ermöglicht) und darüber hinaus in der gleichen Sitzung häufig noch eine Glättung unebener Knorpeloberflächen durchgeführt werden. Daher ist eine rückenmarknahe Teilnarkose oder eine Vollnarkose vorzuziehen.

	ARTHRITIS	ARTHROSE
Beschwerdedauer	**Wenige Tage**	**Mehrere Wochen**
Art der Beschwerden	Rötung, Schwellung, Überwärmung	Mäßige Schwellung, Schmerzen bei Belastung
Verlauf	Schubweise	Chronisch
Laboruntersuchungen	Entzündungszeichen nachweisbar	Keine Entzündungszeichen nachweisbar
Therapie	Schonung, Ruhigstellung, Kühlung; entzündungshemmende Medikamente, bei infektiöser Arthritis Antibiotika	Bewegung, Wärme; Schmerzmittel bei Bedarf

Was kann es sonst sein? Differenzialdiagnostik ist wichtig

Unter **Differenzialdiagnostik** versteht der Mediziner die Abgrenzung einer bestimmten Erkrankung von anderen möglicherweise infrage kommenden Krankheiten. Diese Abgrenzung geschieht über die Sammlung der verschiedenen Befunde aus Anamnese, körperlicher Untersuchung, Laboruntersuchungen und bildgebender Diagnostik.

Eine Arthritis ist eine Entzündung mit sekrethaltigen Gelenkergüssen (z. B. Eiter in den Kniegelenken), eine Arthrose ist eine Abnutzungserscheinung.

Von Bedeutung wegen der Notwendigkeit einer möglichst frühzeitigen Therapie ist die Abgrenzung der degenerativen Arthrose gegenüber der entzündlichen Arthritis (Gelenkentzündung; infektiöse und rheumatoide Arthritis).

Eine wichtige Differenzialdiagnose ist auch die **rheumatoide Arthritis** (primär chronische Polyarthritis, pcP). Diese zeigt meist erhöhte Entzündungsparameter, die Gelenkschwellungen treten im Allgemeinen symmetrisch auf und befallen häufiger die kleinen Gelenke (Finger, Zehen).

Im Unterschied zur Arthrose handelt es sich bei der rheumatoiden Arthritis um eine Systemerkrankung.

Weiterhin wird gegen die sogenannten **Kristallarthropathien** (Gicht und Pseudogicht) abgegrenzt, was meist durch den Erkrankungsverlauf (akuter Beginn; warme, gerötete Gelenke, heftigste Schmerzen im betroffenen Gelenk) möglich ist, spätestens aber mittels der oben erwähnten Untersuchung der Synovia. Bei den Laboruntersuchungen zeigen sich Entzündungsparameter sowie eine hohe Harnsäurekonzentration.

Die **Gelenkentzündung** bei **Psoriasis** (Schuppenflechte) befällt typischerweise die Endgelenke der Finger. Bei bekannter Grunderkrankung ist die Verwechslungsgefahr gering.

Die **Hämochromatose** (eine Störung des Eisenstoffwechsels) kann gemeinsam mit einer Arthrose vorkommen, wobei die Diagnose durch die meist typische Lokalisation an den Fingermittelgelenken gestellt werden kann.

Eine **Hüftkopfnekrose** äußert sich durch plötzlich auftretende, stark zunehmende Schmerzen. Bei ernsthaftem Verdacht auf eine Hüftkopfnekrose wird zur frühzeitigen Erkennung ein MRT empfohlen.

Die Differenzialdiagnosen der **Wirbelsäulenarthrosen** sind Bandscheibenvorfall, Wirbelgleiten, Einengungen des knöchernen Wirbelkanals, Blockierungen des Ileosakralgelenks und das Facettensyndrom, außerdem auch hier Infektionen der Wirbelkörper und der Bandscheiben. Hier ist eine frühzeitige Abklärung besonders wichtig, allerdings ist die Abgrenzung der unterschiedlichen Krankheitsbilder auch für den Spezialisten nicht immer leicht.

Die Differenzialdiagnostik ist deshalb so wichtig, weil nur sie eine Abgrenzung der Arthrose gegen andere Krankheiten ermöglicht. Unter Umständen kann nämlich eine falsche Diagnose »Arthrose« die Behandlung einer anderen, nicht oder nicht rechtzeitig erkannten Krankheit verhindern oder verzögern. Geben Sie sich deshalb nicht mit Vermutungen zufrieden.

GELENKENTZÜNDUNGEN DURCH ZECKENBISS: LYME-BORRELIOSE

In manchen Waldgebieten Deutschlands übertragen Zecken bestimmte Bakterien (Borrelien), die neben einer wandernden Hautrötung (Wanderröte, Erythema migrans) auch schmerzhafte Gelenkschwellungen (Lyme-Arthritis) und Entzündungen hervorrufen können. Diese Infektion kann außerdem zu Nervenschmerzen und Lähmungserscheinungen führen, die man jedoch sehr erfolgreich mit einem Antibiotikum behandeln kann. Die Erkennung erfolgt über Blutuntersuchungen auf Antikörper gegen die Borrelien.

Vorbeugung und Behandlung

Sie können unter Umständen nicht verhindern, dass sich bei Ihnen eine Arthrose entwickelt. Aber Sie können dafür sorgen, dass Sie sich nicht verschlimmert, und in manchen Fällen können Sie sogar verhindern, dass eine Behandlung überhaupt notwendig wird. Dazu bedarf es aktiver Vorbeugung und Vorsorge, und diese sollte so früh wie möglich einsetzen. Die wichtigsten Maßnahmen: Sorgen Sie dafür, dass Sie Übergewicht abbauen oder gar nicht erst entwickeln, und achten Sie darauf, dass Sie sich genug bewegen. Wenn Sie im Beruf oder im Alltag einseitigen Belastungen ausgesetzt sind, sorgen Sie für einen Ausgleich.

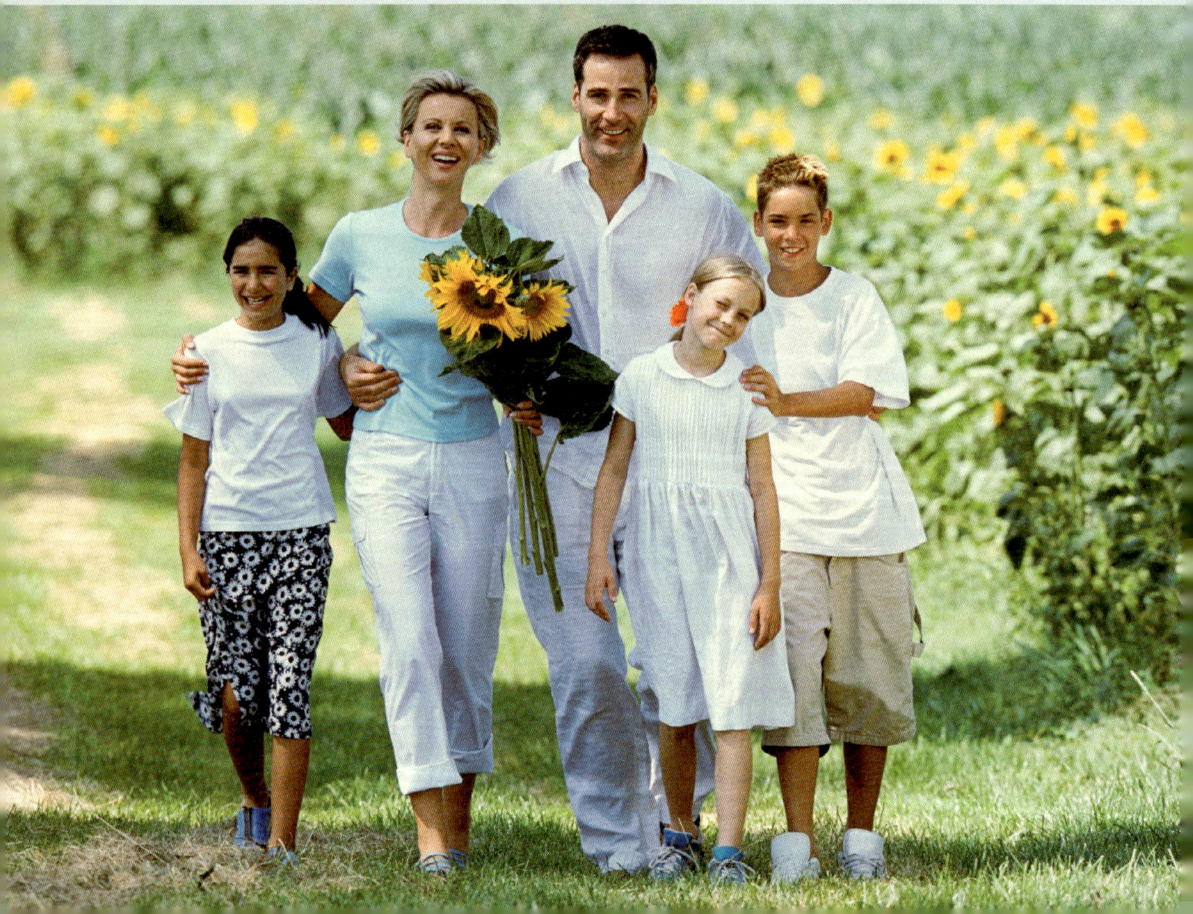

Arthrose vermeiden, eindämmen und behandeln

Im Folgenden sollen zunächst Möglichkeiten vorgestellt werden, mit denen Sie eine behandlungsbedürftige Arthrose möglicherweise vollständig vermeiden oder aber zumindest deren Fortschreiten eindämmen können. Im Anschluss erhalten Sie einen Überblick über verschiedene Therapiemethoden, konservative ebenso wie operative. Wichtig bei jeder Form der Behandlung sind Ihre aktive Mitarbeit und Eigeninitiative, sowohl in der Vorbeugung als auch in der Behandlung. Die Übungen zur Selbsthilfe im Kapitel 3 können dabei als Einstieg dienen.

Das Vorgehen bei der Arthrosebehandlung ist letztlich immer individuell und richtet sich nach der Ausprägung der Arthrose und nach dem Schmerzbild. Insofern sind starre »Kochrezepte« nach dem Motto »Man nehme …« nur sehr bedingt sinnvoll, da im Röntgenbild stark veränderte oder sogar zerstörte Gelenke durchaus schmerzfrei sein können und im Gegenzug gering veränderte Gelenke im Frühstadium einer Arthrose hochgradig schmerzhaft sein können.

Vorsicht ist angebracht

Noch ein Wort der Warnung. Eine degenerative Arthrose mit Knorpelschädigung oder -zerstörung ist unumkehrbar und nicht heilbar. Aber Patienten mit Arthrose stellen aufgrund ihrer hohen Zahl einen nicht zu unterschätzenden Markt dar, dementsprechend wird eine Unzahl von Behandlungsmethoden angeboten. Für viele davon – von Substanzen zum Wiederaufbau des zerstörten Knorpels bis zur Anwendung von Methoden wie »alternierende Magnetfelder« – gibt es keinen wissenschaftlichen Nachweis ihrer Wirksamkeit. Dennoch stellen sie für Geschäftemacher eine bedeutende Einnahmequelle dar. Als scheinbare Behandlungserfolge zählen dabei vorübergehend abnehmende Schmerzen oder Funktionsverbesserungen, die aber zum natürlichen Auf und Ab der arthrotischen Entzündungen gehören. Unter dem wohlklingenden Oberbegriff »Wellness-Präparate« wird eine ganze Palette von Nahrungsergänzungsmitteln verkauft, die mit ihren stark überhöhten Preisen

Das primäre Ziel jeder Arthrosetherapie muss es sein, die Gelenkfunktion so lange wie möglich aufrechtzuerhalten und vor allen Dingen bestehende Schmerzen zu lindern.

hauptsächlich dem Kontostand ihrer Vertreiber nutzen, genauso wie die massenhaft verkauften Magnetarmbänder. Wenn Verbraucherschutzorganisationen diese Produkte testen, stellen sie meistens fest, dass davon »keine gesundheitlichen Risiken ausgehen«. Der Anbieter bezieht dann diese Testergebnisse (»... mit Gut bewertet«) in seine Werbung ein, ohne darauf hinzuweisen, welche Eigenschaften überhaupt bewertet wurden.

SEIEN SIE VORSICHTIG,

- wenn ein Therapeut verspricht, alle Krankheiten heilen zu können
- wenn andere Therapien in Misskredit gebracht werden sollen
- wenn von anderen als der eigenen Therapie strikt abgeraten wird
- wenn Medikamente oder Hilfsmittel nur vom Therapeuten oder dessen Firma bezogen werden können und/oder sehr teuer sind
- wenn Sie unter Druck gesetzt werden sollen
- wenn jemand von Forschungen und Studienergebnissen spricht, diese aber nicht belegen kann

Vorbeugen ist besser als Heilen: Sport und Ernährung

Ein Fitnessprogramm, das auf das Alter des Patienten abgestimmt sein muss, ist nicht nur für den Verlauf einer Arthrose empfehlenswert – auch Herz-Kreislauf-Erkrankungen, Stoffwechselerkrankungen und viele andere chronische Störungen sind durch ein regelmäßiges Training positiv zu beeinflussen oder ganz zu vermeiden. Auch in fortgeschrittenem Alter können Sie Ihren Körper in Schwung bringen, selbst wenn Sie vorher nicht sehr aktiv gewesen sind.

Gesunde Ernährung und regelmäßige Bewegungsübungen können Arthrosebeschwerden lindern.

Ob Sie Übergewicht haben, verrät Ihnen der Body-Mass-Index, häufig als BMI abgekürzt: Er berechnet sich als Körpergewicht in Kilogramm dividiert durch die Körpergröße in Metern zum Quadrat.
Beispiel: Eine Person mit einer Körpergröße von 1,70 m und einem Körpergewicht von 70 kg hat einen BMI von 70 dividiert durch 2,89 (1,70 mal 1,70) gleich 24,2 kg/m^2.

Einteilung der BMI-Werte (ungefähre Angaben):
- Untergewicht unter 18,5 kg/m^2
- Normalgewicht: 18,5–24,9 kg/m^2
- Übergewicht: 25–30 kg/m^2
- Starkes Übergewicht: 30,1–40 kg/m^2
- Extremes Übergewicht: über 40 kg/m^2

Welche Konsequenzen Sie aus einem eventuell außerhalb des Normalbereichs liegenden BMI ziehen sollten, besprechen Sie am besten mit Ihrem Arzt.

Sport

Eine regelmäßige und maßvolle körperliche Belastung der Arthrosepatienten wird allgemein von Experten als sinnvoll angesehen. Einige der wichtigsten Ziele des Sports sind dabei die Linderung von Schmerzen, Erhalten bzw. Verbessern der Gelenkfunktion, positive psychologische Effekte wie Ablenkung von Schmerz und Motivation zur Bewegung. Sie können Sport durchaus als eine Art Sonderform der aktiven physikalischen Therapie verstehen. Bei der Wahl der Sportart sollten Sie darauf achten, dass die Belastungen möglichst nicht einseitig erfolgen.

Als oberstes Gebot für eine optimale Gelenkfunktion gilt: niemals vollständige Schonung, immer regelmäßige Aktivität in Maßen. Nur Bewegung sichert die optimale Ernährung des Gelenks.

Bei Fragen zum Umfang der Belastung gilt: »Weniger ist mehr, aber das lieber häufiger.« Als Maß für die gesundheitsfördernde Belastbarkeit gilt die individuelle Herzfrequenz. Die **maximale Herzfrequenz** sollte ca. 220 Herzschläge pro Minute minus Lebensalter für Männer und 226 Herzschläge pro Minute minus Lebensalter für Frauen betragen. Das bedeutet für einen 55-jährigen Mann: 220 abzüglich 55 ergibt eine maximale Herzfrequenz von 165 Schlägen pro Minute. Diese Herzfrequenz sollten Sie beim Training aber nicht erreichen!

Für Dauerbelastungen trainieren Sie am besten im Bereich von 60 bis 70

GELENKE SCHONEN

Grundsätzlich gilt, dass gelenkschonendes Verhalten immer sinnvoll ist. Ihre Gelenke danken es Ihnen, wenn Sie
- Überlastungen vermeiden
- sich ausgewogen und gesund ernähren
- Übergewicht vermeiden bzw. reduzieren
- Kälte und Feuchtigkeit vermeiden
- in einer Rückenschule und Knieschule gelenkschonende Verhaltensweisen für Ihre täglichen Aktivitäten erlernen

Prozent dieser Maximalfrequenz. Und wenn Sie ganz sicher gehen wollen, machen Sie in einem qualifizierten Fitnessstudio einen ergometrischen Belastungstest – dabei kann Ihre maximale Herzfrequenz ganz individuell ermittelt werden.

Ihre Herzfrequenz können Sie an der Schlagader im Beugebereich des Handgelenks oder am Hals auf Höhe des Kehlkopfs messen. Mit dem Zeigefinger tasten Sie die Pulsschläge und zählen 15 Sekunden lang mit. Diese Anzahl multiplizieren Sie mit vier; so erhalten Sie die Herzfrequenz pro Minute. Sind es z.B. 21 Schläge in 15 Sekunden, rechnen Sie 21 mal 4, das ergibt 84 Schläge pro Minute. Genauer ist die Messung mit einem kommerziell erhältlichen Pulsmesser, über den Sie die Herzfrequenz direkt ablesen können. Derartige Systeme können sogar im Wasser beim Schwimmen funktionieren. Eingehendere Informationen zum Thema »Arthrose und Sport« und zu geeigneten Sportarten erhalten Sie im Kapitel 4 (→ Seite 130).

Wer untrainiert ist und das 30. Lebensjahr überschritten hat, spricht am besten vor dem Fitnesstraining mit seinem Hausarzt die ideale Belastungsintensität ab.

Ernährung

Zu allererst: Eine regelrechte »Arthrose-Diät«, die die Erkrankung verhindert oder heilt, gibt es nicht – weder Trennkost noch vegane Ernährungsweise noch andere manchmal vollmundig angepriesene Versprechungen »So heilen Sie Arthrose durch Ernährungsumstellung« konnten in wissenschaftlichen, methodisch sauberen Studien ihre Wirksamkeit beweisen. Sehr wohl aber kann eine ausgeglichene, ballaststoffreiche Ernährung nach den Empfehlungen der Deutschen Gesellschaft für Ernährung den positiven Effekt körperlicher Betätigung unterstützen. Dabei ist eine Mischkost mit reichlich Gemüse, Obst und Vollkornprodukten, mit einer Verminderung von tierischen Fetten und raffiniertem Zucker, am empfehlenswertesten. Alkoholkonsum sollte, nicht nur mit Rücksicht auf die Arthrose, moderat erfolgen.

Übergewicht kann man neben einer Diät durch regelmäßiges Training von mindestens 20 Minuten 3-mal wöchent-

Die Ernährungspyramide zeigt: Ihre Nahrung sollte zu einem Großteil aus pflanzlichen Lebensmitteln bestehen, Fleisch sollte dagegen nur gelegentlich auf dem Speisezettel stehen.

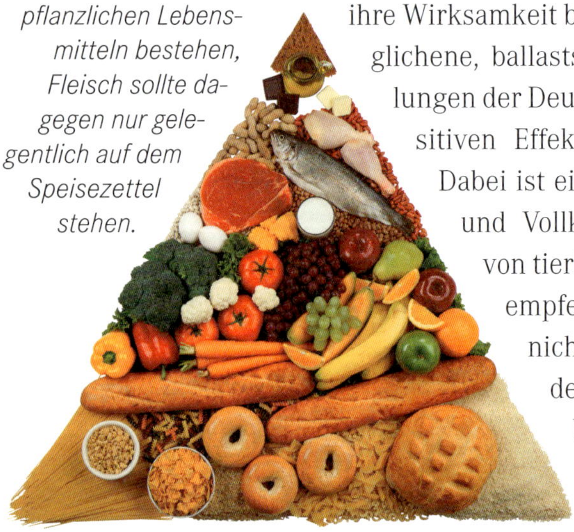

lich abbauen. Wichtig ist die Kombination von Diät und zusätzlichem Fitnessprogramm, denn sonst nimmt man die »abgehungerten« Pfunde bald wieder zu. Durch eine gleichzeitige sportliche Betätigung wird das überflüssige Fett verbraucht, und die Erfolge einer ausgewogenen Diät sind dann von Dauer.

Nehmen Sie sich ausreichend Zeit, und kauen Sie jeden Bissen mindestens 20-mal. Naschen Sie nicht aus Frust oder Ärger; auch Kinder sollten nie mit Süßigkeiten belohnt werden. Stellen Sie Ihren Ernährungsplan auf abwechslungsreiche Kost um, die einfach sein sollte, aber vollwertig. Gewöhnen Sie sich an feste Essenszeiten.

Essenzielle ungesättigte Fettsäuren müssen dem Körper immer wieder von außen zugeführt werden. Pflanzenöle und Nüsse enthalten diese besonders reichlich.

EMPFOHLENE TÄGLICHE ENERGIEZUFUHR PRO KILOGRAMM KÖRPERGEWICHT

	Grundbedarf	Kohlenhydrate	Eiweiß	Fett	Alkohol
Kaloriengehalt von 1 Gramm *)		ca. 4 kcal	ca. 4 kcal	ca. 9 kcal	ca. 7 kcal
Erwachsener (Prozent Grundbedarf)	25–30 kcal	2,5–3,5 g (50–60 %)	0,6–1,0 g (15–20 %)	0,5–0,8 g (25–30 %)	0
Bei 80 kg Körpergewicht	2000–2400 kcal	200–280 g	48–80 g	40–64 g	0

*) 1 Kilokalorie (kcal) = 4,2 Kilojoule (kJ)

Als Ergänzung wird die Aufnahme von höchstens 200–300 Milligramm Cholesterin sowie von mindestens 30 bis 35 Gramm Ballaststoffen (nicht verwertbaren Kohlenhydraten, Faserstoffen) empfohlen. Die Angaben sind nur Anhaltswerte, sie verändern sich durch Einflüsse wie körperliche Arbeit, Sport oder nach Operationen. Fragen Sie Ihren Arzt nach Ihrem individuellen Energiebedarf.

Konservative Therapie

An dieser Stelle sollen nicht-operative Therapieformen vorgestellt werden, von der Krankengymnastik bis hin zur Behandlung mit Medikamenten. Ziel der nicht-operativen Therapie ist es im Wesentlichen, die Gelenkfunktion so lange wie möglich aufrechtzuerhalten und vor allen Dingen den bestehenden Arthroseschmerz zu lindern.

Ganz wichtig sind hierbei alle Maßnahmen, die die Gelenke trainieren und in Bewegung halten und die Muskulatur kräftigen und aufbauen.

Physikalische Therapie

Die physikalische Therapie ist ein Eckpfeiler der Arthrosetherapie. Dazu gehören alle Methoden der Krankengymnastik, passive Methoden wie die Massage oder die Kälte- und Wärmetherapie und aktive Methoden wie Muskeltraining und Gymnastik.

Zur physikalischen Therapie gehören im Wesentlichen Krankengymnastik, Ergotherapie, Massage, Lymphdrainage, Wasserbehandlung, Kälte- und Wärmetherapie, Elektrotherapie und bei muskulären Dysbalancen oder muskulären Atrophien auch ein gezieltes Muskelaufbautraining.

Krankengymnastik. Eine gezielte Krankengymnastik hat viel Ähnlichkeit mit den in Kapitel 3 beschriebenen Übungen zur Muskeldehnung und Kräftigung. Sie bietet jedoch Vorteile gegenüber dem eigenen Üben zu Hause, da man im Krankengymnasten einen kompetenten Partner hat, der die Übungen jederzeit korrigieren und damit eine falsche Ausführung vermeiden kann. Außerdem kann Ihnen der Therapeut Hilfestellung und Unterstützung bei schwierigen Übungen geben.

Massage. Mit dieser therapeutischen Maßnahme können gezielt verschiedene Gewebeschichten unter der Hautoberfläche behandelt werden. So werden schmerzhafte Problemzonen in der direkt unter der Haut liegenden Bindegewebeschicht durch Bindegewebemassage oder in der tiefer liegenden Muskulatur durch detonisierende, klassische Massage behandelt. Bei der Bindegewebemassage werden besonders im Bereich der Wirbelsäule reflektorische Vorgänge im Nervensystem angeregt.

MASSAGE

Da es sich bei der Massage im Allgemeinen um eine passive Maßnahme handelt, die in der Regel ein höchst angenehmes Wohlbefinden auslöst, ist diese Behandlungsform bei vielen Patienten sehr beliebt. Doch kann sie nur begleitend und vorübergehend angewendet werden, denn die Dehn- und Kräftigungsübungen sind weitaus effektiver und gehören unbedingt zu einer wirkungsvollen Arthrosetherapie.

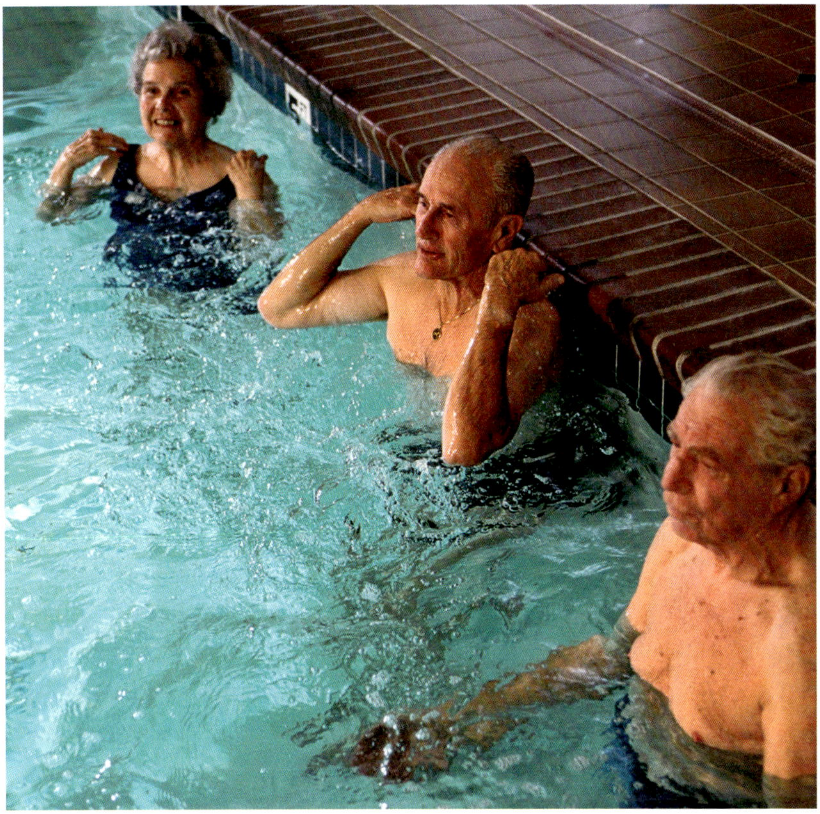

Zu den physikalischen Therapieanwendungen, die bei Arthrose besonders guttun, gehört die Wassergymnastik, die auch noch in hohem Alter mit Erfolg durchgeführt werden kann.

Ergotherapie. Sie ist ein medizinisches Teilgebiet, das sich ursprünglich mit dem menschlichen Leistungsvermögen bei der Arbeit (griechisch »ergon« = Werk) befasste; bei der Ergotherapie werden die dabei gewonnenen Ergebnisse in entsprechende therapeutische Maßnahmen übertragen. Es wird versucht, über veränderte Bewegungsmuster in Arbeit und Freizeit die gestörte Funktion der erkrankten Gelenke zu normalisieren und dauerhafte Funktionsbeeinträchtigungen zu beseitigen. Oberstes Ziel ist der Erhalt oder das Wiedererlangen der größtmöglichen Selbstständigkeit. Dies wird unter anderem durch die Schulung gelenkschonender Verhaltensweisen im täglichen Leben erreicht. Ergotherapeuten beraten ebenso bei der arthrosegerechten Einrichtung der Wohnung.

Bewegungstherapeutische Verfahren zur Beseitigung von Störungen an den Gelenken sind Aufgabe der Krankengymnastik. Bei der Massage ist der Patient passiv, was weniger günstig ist.

Behandlung mit Kälte. Bei entzündlichen Zuständen wie der aktivierten Arthrose oder der rheumatoiden Arthritis wird üblicherweise Kälte angewendet. Sie kann lokal in Form von Eisbeuteln, die in der Apotheke erhältlich sind, oder mit kühlenden Umschlägen erfolgen. Schützen Sie die Haut unbedingt immer durch ein Handtuch vor direktem Kontakt mit Eis, indem Sie das Tuch auf die zu behandelnde Stelle legen.

Bei aktivierter Arthrose mit Überwärmung wird gekühlt, bei chronischer Arthrose wirkt Wärme dagegen lindernd. Wichtig ist, dass dabei kein Hitzestau entsteht.

Behandlung mit Wärme. Bei der chronischen Arthrose sind Wärmebehandlungen fast immer wohltuend und wirksam. Sie regen, ähnlich wie Lockerungsübungen, die Durchblutung an und machen das Gewebe geschmeidig. Wärme kann man lokal durch Fangopackungen, Heißluft, eine Wärmflasche oder ein Heizkissen einsetzen. Eine Ganzkörperbehandlung erfolgt im warmen Wasser oder in einem Moorschlammbad, das zusätzlich schmerzlindernde Extrakte freisetzt.

Elektrotherapie. Die Elektrotherapie nutzt die Wirkung von elektrischem Strom auf den Organismus. Die hauptsächlichen Anwendungsgebiete liegen in der Schmerzlinderung, Durchblutungsverbesserung und Tonisierung bzw. Detonisierung der Muskulatur; beispielsweise bei Arthrose oder bei Muskelverspannungen.

Der Strom wird über Elektroden, die auf die Haut geklebt werden, durch den Körper geleitet. Auch Voll- oder Teilbäder sind möglich, bei denen der Strom durch das Wasser an die Haut gelangt. Nach der eingesetzten Frequenz werden bei der Elektrotherapie drei Hauptgruppen unterschieden.

- **Hochfrequenzverfahren:** Kurzwelle, Ultraschall, Mikrowelle
  Wirkung: Erwärmung des Gewebes, Förderung der Durchblutung
  Anwendung: chronische Arthrose, schmerzhafte Kapselschwellungen, Muskel-Sehnen-Reizungen
- **Mittelfrequenzverfahren:** Interferenzströme nach Nemec, Wymoton- oder Myofeedbackverfahren
  Wirkung: Nerv- und Muskelreizung
  Anwendung: Muskelstimulation und aktives Üben von Bewegungen nach Operationen, Nervenverletzungen mit Lähmungen
- **Niederfrequenzverfahren:** Gleichstromapplikationen (TENS = transkutane elektrische Nervenstimulation), diadynamische Ströme, Iontophorese, Galvanisation
  Wirkung: Nerv- und Muskelreizung

Anwendung: Schmerzbehandlung bei der aktivierten Arthrose, Impingement-Syndrom der Schulter, chronische Rückenschmerzen, Schulter-Arm-Syndrom

Badeanwendungen und Wickel

Bewegungsbäder. Sie sind zur Behandlung einer chronischen Arthrose gut geeignet, besonders wenn dem Wasser Zusätze beigemischt werden. Natürliche Mineralthermen wirken schmerzlindernd und entspannend, vor allem Schwefel- und Kohlensäurebäder haben einen günstigen Effekt. Badezusätze, die man zu Hause verwenden kann, sind Kamillenkonzentrat und Heublumen oder die medizinische Intradermi-Fluid-Lösung. Solche Zusätze sind sehr wohltuend und verstärken die Wirkung des Bades.

Alkoholumschläge. Dazu besorgen Sie sich in der Apotheke 70-prozentigen Isopropylalkohol. Sie verdünnen ihn mit zwei Teilen Wasser, z.B. mischen Sie 50 Milliliter Alkohol mit 100 Milliliter Leitungswasser. Beträufeln Sie ein kleines Küchenhandtuch oder eine Stoffserviette mit der verdünnten Alkohollösung, und legen Sie sie auf das schmerzhaft entzündlich gereizte Gelenk. Durch das Verdampfen des Alkohols wird Kälte freigesetzt. Diese Anwendung kann man vier- bis fünfmal am Tag durchführen.

Quarkwickel. Ein altbewährtes Hausmittel für arthrotische Gelenkschwellungen sind Umschläge mit Quark.

Denken Sie bei allen therapeutischen Maßnahmen nicht nur an Ihre Gelenke. Ihre Gesundheit profitiert auch davon, dass Sie sich einfach etwas Gutes tun. Wenn Ihre Seele im Gleichgewicht ist, geht es auch Ihrem Körper besser, und wer sich rundum wohlfühlt, braucht nachgewiesenermaßen weniger Schmerzmittel als ein Patient, der seelisch unausgeglichen ist.

HERSTELLUNG VON QUARKWICKELN

- Verwenden Sie gekühlten Magerquark.
- Bestreichen Sie damit ein altes Küchenhandtuch oder Papiertaschentuch etwa 1 Zentimeter dick.
- Legen Sie den Wickel auf das betroffene Gelenk, und wickeln Sie eine elastische Binde fest darum.
- Lassen Sie den Wickel mindestens eine halbe Stunde lang einwirken.

Sie können diese Umschläge bis zu dreimal täglich anwenden. Anstelle von Quark können auch spezielle medizinische Pasten verwendet werden – fragen Sie Ihren Apotheker danach.

Orthopädische Hilfsmittel

Es gibt die Möglichkeit, eine Behandlung von Erkrankungen des Muskel-Skelett-Systems mit maßgefertigten oder konfektionierten Hilfsmitteln wirksam zu unterstützen. Normalerweise entscheidet Ihr Arzt über deren Einsatz, und Sie erhalten dafür ein Rezept. Wegen der immer strengeren Kosteneinsparungen im Gesundheitswesen müssen Sie allerdings mit einem hohen Eigenanteil rechnen oder sich orthopädische Hilfsmittel sogar vollständig auf eigene Kosten besorgen.

Hilfsmittel, die Sie in Absprache mit Ihrem Arzt bei Arthrose unterstützend einsetzen können, sind:

- Lagerungsschienen, die Hand- und Daumensattelgelenk ruhigstellen
- Bewegungsschienen zur Erleichterung der Bewegung im Kniegelenk
- Gelenkbandagen, die kranke Gelenke warm halten
- Puffernde Fersenpolster zur Dämpfung von Stößen und Belastungen beim Gehen

Manuelle Therapien

Der Chirotherapeut kann mit gekonnten Grifftechniken Blockaden oft schlagartig beseitigen. Trotzdem sollte zur Vermeidung von erneuten Beschwerden versucht werden, die Ursache herauszufinden und ein entsprechendes Aktivprogramm einzuleiten.

Chiropraktik. Hauptanwendungsbereich der Chirotherapie ist neben den Gelenken an Armen, Beinen und dem Schultergelenk insbesondere die Behandlung von schmerzhaften Blockaden im Bereich von Wirbelsäule und Kreuz-Darmbein-Gelenk. Derartige Blockaden entstehen durch Störungen im umgebenden Weichteilgewebe von Muskulatur und Kapsel-Band-Apparat, beispielsweise durch Fehlbelastungen, Unfälle oder mangelnde Bewegung. Schmerzen und verminderte Beweglichkeit mit Einschränkung der Gelenkfunktion sind die Folge. Ein gesundes Gelenk kann diese Blockaden oft selbst wieder beseitigen, gelingt das jedoch nicht, kann dies das Zeichen einer beginnenden Arthrose sein.

Akupunktur und Akupressur. Im Rahmen dieses Ratgebers kann nur ein kurzer Überblick gegeben werden. Wer mehr über Akupunktur und Akupressur wissen möchte, findet im Fachbuchhandel eine Vielzahl an Literatur zu diesem Thema.

Akupunktur und Akupressur sind Bestandteile der traditionellen chinesischen Medizin (TCM). Diese Heilkunde unterteilt den menschlichen Körper in Energieleitbahnen, die Meridiane. Über gewisse Punkte auf diesen Meridianen kann der Energiefluss im Körper angeregt werden. Ziel des Verfahrens ist es, ein harmonisches Gleichgewicht herzustellen. Die Punkte auf den Meridianen können bei der Akupunktur durch Nadeln, bei der Akupressur mit Fingerdruck stimuliert werden.

ANSPRUCH AUF KOSTENÜBERNAHME

Auch gesetzlich krankenversicherte Patienten mit chronischen Rücken- oder Knieschmerzen haben einen bedingten Anspruch auf die Kostenübernahme der Akupunktur durch ihre Krankenkasse. Fragen Sie bei Ihrer Kasse nach, ob diese Regelung für Sie infrage kommt.

Auch in der westlichen Schulmedizin wird heute bei Arthrosebeschwerden die Technik der Akupunktur eingesetzt. Dabei steht vor allem die Schmerzlinderung im Vordergrund, denn die Knorpelabnutzung, die der Arthrose zugrunde liegt, und schließlich die Zerstörung des Gelenks können mit Akupunktur natürlich nicht verhindert werden.

Akupunktur beeinflusst durch den Reiz des Einstichs über das vegetative Nervensystem die erkrankte Region. Auch Akupressur setzt an den Akupunkturpunkten an.

Entspannungsverfahren

Entspannungsverfahren wie autogenes Training und progressive Muskelrelaxation nach Jacobson dienen einer intensiven Bewusstwerdung des eigenen Körpers und sollen eine Harmonisierung des inneren Gleichgewichts erreichen. Aus diesem Grund werden diese Entspannungstechniken auch immer häufiger für die Behandlung chronischer Schmerzzustände eingesetzt, und dies mit gutem Erfolg, wie die Erfahrung vieler Fälle zeigt.

Autogenes Training. Dieses Verfahren führt durch erlernbare Konzentrationsübungen zu einer Selbstentspannung. Neben einer Entspannung der Muskulatur können durch den Einsatz des autogenen Trainings Gefühle wie Angst, Sinneswahrnehmungen wie Schmerz und Körperfunktionen wie der Blutdruck gesteuert werden. Dies führt indirekt zu einer Leistungssteigerung und durch die Selbsterfahrung zu einer Weiterentwicklung der Persönlichkeit. Das autogene Training ist zum Selbststudium nur bedingt geeignet; es wird im

Autogenes Training entspannt nicht nur den Muskel- und Bewegungsapparat, sondern hilft bei vielen psychosomatisch bedingten Erkrankungen.

Zu den Heilpflanzen, die bei Arthrose eingesetzt werden können, gehört der Beinwell. Wie sein Name (eigentlich »Beinwohl«) andeutet, wirkt er günstig auf Gewebe und Knochen. Teufelskralle und Grünlippmuschel sollen ebenfalls günstige Effekte haben.

Gruppenunterricht vermittelt. Kurse werden von Ärzten, in Gesundheitsparks oder von der Volkshochschule durchgeführt.

Progressive Muskelrelaxation. Die progressive Muskelrelaxation nach Jacobson ist leichter zu erlernen als das autogene Training. Ziel dieses Verfahrens ist es, Muskelanspannung und -entspannung bewusst zu erleben und zu steuern. Die Methode eignet sich sehr gut zur Behandlung von muskulären Verspannungszuständen, wie sie mit den schmerzhaften Verschleißerscheinungen der Gelenke, besonders der Wirbelsäule, einhergehen.

SO WIRD'S GEMACHT

Legen Sie sich am besten in Rückenlage auf den Boden, und schließen Sie die Augen. Liegen Sie bequem, und atmen Sie ruhig und gleichmäßig ein und aus. Machen Sie sich zuerst alle Muskelgruppen Ihres Körpers bewusst. Konzentrieren Sie sich dann auf eine bestimmte Muskelgruppe, z. B. die Beinmuskulatur, und spannen Sie diese langsam und kontinuierlich bis zur Maximalkraft an. Halten Sie dann die Spannung für etwa 7 Sekunden fest, und entspannen Sie dann diese Muskelgruppe wieder.

Die Zeit für die Entspannung können Sie zwischen 10 und 40 Sekunden ausdehnen. Wiederholen Sie die Anspannungs-Entspannungs-Übung, bevor Sie zur nächsten Muskelgruppe übergehen. Lösen Sie die Tiefenspannung langsam auf.

Lassen Sie sich über naturheilkundliche Verfahren von Ihrem Arzt oder Heilpraktiker genauso sorgfältig informieren wie über die Methoden der Schulmedizin. Auch hier sollten Sie informiert und mündig mitentscheiden, welche Maßnahmen Sie befürworten.

Naturheilkundliche Verfahren

Selbstverständlich kann die Naturheilkunde ein nahezu zerstörtes arthrotisches Gelenk nicht wieder verjüngen. Häufig lassen sich aber mit einer naturheilkundlichen Behandlung Schmerzmittel reduzieren, oder Sie können ganz auf sie verzichten. Bereits durch eine langsame, aber kontinuierliche Umstellung belastender Lebensgewohnheiten wie falsche Ernährung oder Bewegungsmangel kann ein positiver Effekt auf das innere Gleichgewicht erzielt werden.

Bestandteile der Naturheilkunde sind die ganzheitliche Diagnostik und Therapie sowie verschiedene Naturheilverfahren. Die Natur-

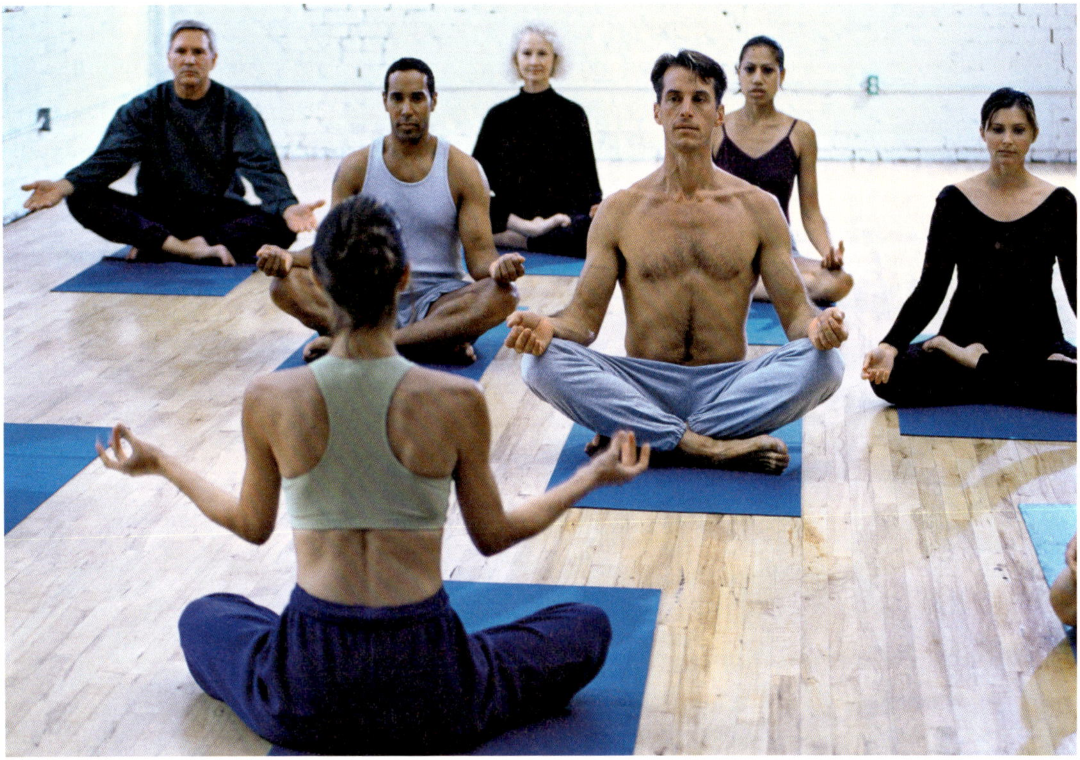

heilkunde ist eine Gegebenheitentherapie, d.h., eine Erkrankung wird nicht nur im Zusammenhang mit dem betroffenen Organ betrachtet, wie in der klassischen Medizin, sondern es wird der Mensch als Ganzes einbezogen: Diagnose und Behandlung kombinieren körperliches, seelisches und geistiges Befinden mit dem privaten und gesellschaftlichen Umfeld des Patienten.

Entspannungstechniken wie Yoga oder Autogenes Training lernt man am besten in der Gruppe. Volkshochschulen und Gesundheitszentren bieten solche Kurse an, die teilweise auch von den Krankenkassen gefördert werden.

Neuraltherapie. Dieses Heilverfahren spielt in der Behandlung der schmerzhaften Arthrose, besonders wenn sie die Wirbelsäule betrifft, die wichtigste Rolle bei den Naturheilverfahren. Dabei spritzt der Arzt meistens lokal wirkende Betäubungsmittel, um die Regelkreise im Körper zu beeinflussen. Entscheidend ist dabei nicht nur die schmerzstillende Wirkung am Ort der Injektion, sondern die Anregung der inneren Selbstheilungsmechanismen. Mit dem neuraltherapeutischen Verfahren wird versucht, den Kreislauf Schmerz – Muskelverspannung – verminderte Durchblutung – Schmerz wirkungsvoll zu unterbrechen.

Medikamentöse Therapien

Die Behandlung mit Medikamenten spielt in der Behandlung von Arthrose eine wesentliche Rolle. Dabei stehen **Schmerzmittel** (Analgetika) im Mittelpunkt. Für die Vielzahl von »Knorpelaufbaupräparaten« oder »Knorpelschutzpräparaten« **(Chondroprotektiva)**, die die Zerstörung des Gelenkknorpels aufhalten und ihn wiederaufbauen sollen, fehlt bisher der wissenschaftliche Beweis einer derartigen Wirkung. Insbesondere ein verlangsamtes Fortschreiten des Knorpelverlustes ist nicht sicher belegt. Ergebnisse aus Studien, die den Einfluss dieser Präparate belegen sollten, konnten in anderen, unabhängigen Kontrollstudien nicht bestätigt werden.

Das soll nicht heißen, dass das eine oder andere dieser Präparate nicht im Einzelfall einen günstigen Einfluss haben kann - letztendlich ist das Ergebnis derzeit noch offen. Zu viele Fragen sind noch unbeantwortet. Da die meisten auf dem Markt befindlichen Präparate immerhin relativ unschädlich sind (sofern Sie sie nicht über den grauen Markt beispielsweise im Internet aus nicht überprüfbaren Quellen beziehen), liegt es an den Erfahrungen Ihres Arztes und an Ihren eigenen, ob Sie einen solchen Therapieversuch unternehmen möchten.

Bei den meisten Knorpelschutzpräparaten können Sie nicht mit einer Kostenerstattung durch die Krankenkasse rechnen.

Orale und lokale Therapie

Die medikamentöse Arthrosetherapie mit Tabletten (= oral, eigentlich: Aufnahme über den Mund) ruht auf drei Säulen: Nach dem Stufenschema der Arzneimittelkommission der Deutschen Ärzteschaft steht an erster Stelle der Schmerztherapie die Substanz **Paracetamol**. Bei nicht ausreichender Schmerzlinderung können sogenannte **nicht-steroidale Antirheumatika** (NSAR, besser eigentlich: nicht-steroidale antientzündliche Medikamente, NSAID) eingesetzt werden. Hierzu gehören Substanzen wie Diclofenac und Ibuprofen, die im Allgemeinen gut gegen die Schmerzen und die entzündliche Komponente der Arthrose wirken.

Um unerwünschte Nebenwirkungen von Seiten des Verdauungssystems zu vermeiden, wurden die sogenannten **selektiven COX-2-Hemmer** entwickelt. Sie haben zwar in niedriger Dosierung weni-

MAGENSCHUTZPRÄPARAT

Leider können die NSAR bei länger dauernder Einnahme zu unerwünschten Wirkungen im Bereich des Magen-Darm-Trakts führen, bis hin zur Entstehung von Magengeschwüren und Magenblutungen. Die NSAR werden häufig besser vertragen, wenn sie mit einem »Magenschutzpräparat« zusammen verabreicht werden. Fragen Sie Ihren Arzt danach. Auch die lokale (örtliche) Schmerztherapie mit NSAR-enthaltenden Salben oder Gels kann häufig Linderung bringen, ohne dass unerwünschte Wirkungen auftreten.

ger unerwünschte Wirkungen in Bezug auf Geschwüre und Blutungen, wurden aber in Zusammenhang mit dem Auftreten von Herzinfarkten gebracht, worauf einige der Präparate vom Markt genommen wurden. Das letzte Wort zu diesen Substanzen ist noch nicht gesprochen – vorläufig sollten Sie Ihren Arzt darauf hinweisen, wenn Sie an einer Herzerkrankung leiden und Sie eine Schmerztherapie wegen Arthrose erhalten.

ACHTUNG!

Nehmen Sie die Schmerzmittel so ein, wie Ihr Arzt sie Ihnen verschrieben hat: Halten Sie sich exakt an Dosierung und Zeitabstände der Einnahme. Für den Erfolg einer medikamentösen Schmerztherapie ist entscheidend, dass die Schmerzmittel regelmäßig nach einem festen Plan eingenommen werden. Warten Sie nicht so lange, bis die Schmerzen auftreten – Sie brauchen so auf die Dauer eher größere Mengen des Mittels. Die Behandlung dient dazu, die Schmerzen vollständig zu unterdrücken oder zumindest stark zu lindern. Deswegen verordnet der Arzt die nächste Dosis bereits, *bevor* die Schmerzen wieder einsetzen.

Opioide gehören nicht in die Routinebehandlung der Arthrose, können aber in schweren Fällen nötig werden, um die Schmerzen ausreichend zu lindern.

Bestehen die Schmerzen trotz ausreichender Dosis von NSAR weiter, kann Ihnen für kurze Zeit auch ein **Opioid** verschrieben werden, das sind dem Morphin verwandte Schmerzmittel. Von der Arzneimittelkommission der deutschen Ärzteschaft werden zunächst schwache Opioide empfohlen, die langsam und allmählich in den Körper freigesetzt werden, beispielsweise Dihydrocodein, später stärkere Opioide wie beispielsweise Morphin.

Noch kurz ein grundsätzliches Wort zur Schmerztherapie: Scheuen Sie nicht vor der Einnahme der Medikamente zurück. Das Motto »Ein Indianer kennt keinen Schmerz« oder »Ich bin doch kein Waschlappen« greift nicht: Sie können die absolut notwendige Bewegungstherapie nicht durchführen, solange Sie Schmerzen haben. Wenn der Verzicht auf die Einnahme eines Schmerzmittels bedeutet, dass Sie sich dann nicht oder nur eingeschränkt bewegen können, ist er kontraproduktiv – mangelnde Bewegung verschlimmert die Arthrose, die Schmerzen werden noch stärker.

Intraartikuläre Therapie

Gelegentlich lässt es sich bei sehr schmerzhaften Arthrosen nicht vermeiden, die Arthrose mit **Corticoiden** (Kortisonpräparaten) zu behandeln. Vor allem wenn sich ein Erguss im Gelenk gebildet hat, führen in das Gelenk injizierte Corticoide häufig zu einem guten Erfolg, der allerdings zeitlich begrenzt ist. Die Injektionen sollten im Allgemeinen nicht häufiger als viermal im Jahr eingesetzt werden, da Corticoide ihrerseits Knorpelschäden verursachen können. Auch Mittel zur örtlichen Betäubung (**Lokalanästhetika**) können in das Gelenk injiziert werden.

Unter einer intraartikulären Therapie versteht man die Gabe des Medikaments direkt in das betroffene Gelenk.

Eine weitere Möglichkeit ist die intraartikuläre Gabe von **Hyaluronsäure**. In der Regel erfolgt die Injektion zwischen drei- und fünfmal in wöchentlichen Abständen. Die Wirkung soll über eine Aufbesserung der Gelenkschmiere, die Hyaluronsäure enthält, stattfinden.

SADOA, SYSADOA

Heute spricht man statt von Knorpelschutzpräparaten oder Chondroprotektiva auch gerne von den »Slow Acting Drugs In Osteoarthritis« (SADOA; Präparate mit verzögertem Wirkungseintritt bei Arthrose) oder den »Symptomatic Slow Acting Drugs in Osteoarthritis« (SYSADOA). In dieser Gruppe sind alle Medikamente zusammengefasst, die bei einer Arthrose eine langfristige Verbesserung erreichen sollen. In Deutschland bisher zugelassen sind Hyaluronsäure und Glucosamin (ein Proteoglykan). Sie sollen den Gelenkknorpel mit Nährstoffen versorgen und das gesamte Gelenksystem schützen.

Die therapeutische Wirksamkeit der **Hyaluronsäure** ist allerdings widersprüchlich. Es gibt Hinweise, dass intraartikulär zugeführte Hyaluronsäure den Krankheitsverlauf modifizieren und den Knorpelverschleiß verlangsamen kann. Schmerzen werden nur für kurze Zeit und geringfügig verringert. Diesem Vorteil steht jedoch eine Reihe unerwünschter Wirkungen gegenüber. So gibt es zum einen Beschwerden am Ort der Injektion und die Gefahr von Überempfindlichkeitsreaktionen gegen die Substanz an der Haut. Darüber hinaus birgt jede Injektion in ein Gelenk ein relativ großes Risiko für Infektionen, die zu einer akuten Gelenkentzündung führen können. Gesetzliche Krankenkassen übernehmen die Kosten nicht.

Osteoarthritis ist der im angelsächsischen Raum verwendete Begriff für Arthrose.

Eine vor Kurzem in einer renommierten amerikanischen Fachzeitschrift veröffentlichte Studie zur Wirkung von **Glucosamin** kommt zu dem Ergebnis, dass eine Wirkung über die eines Scheinmedikaments hinaus nicht nachgewiesen ist. Auch die Wirkung von **Chondroitinsulfat** in der Arthrosetherapie ist nicht gesichert, obwohl einige Mediziner durchaus über Erfolge damit berichten.

Operative Therapien

Operative Maßnahmen in Form von Gelenkversteifungen (**Arthrodesen**), Umstellungsosteotomien sowie Gelenkersatz durch Endoprothesen sind erst angebracht, wenn alle konservativen Behandlungsversuche ausgereizt sind. Entschließt man sich zu einer Operation, sollte das Röntgenbild nie das alleinige Kriterium dafür sein. Bei einem derart entscheidenden Eingriff sollten auch Stärke und Häufigkeit der Schmerzen, das Alter des Patienten, die zu erwartende aktive Mitarbeit nach der Operation und das allgemeine Operationsrisiko in die Überlegungen einbezogen werden. Zu bedenken sind ebenfalls die ganz normalen Operationsrisiken wie die Infektions- oder Thrombosegefahr.

Man sollte sich vor der Entscheidung für eine Operation klarmachen, dass auch nach einer erfolgreichen Operation konservative Therapieverfahren unbedingt fortgesetzt werden müssen.

An Schultern, Ellenbogen, Hüftgelenken und Knien ist heute ein Gelenkersatz durch Endoprothesen möglich.

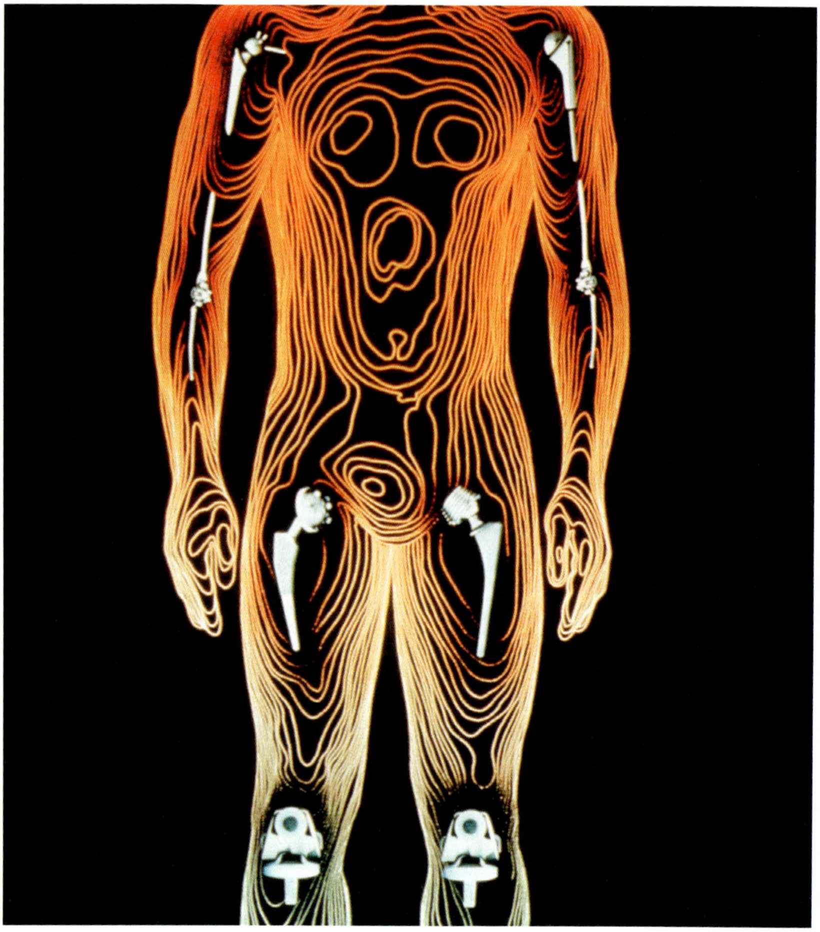

Es ist überhaupt kein Problem, mit dem Krankheitsbild Arthrose in ein Fitnessstudio zu gehen. Soweit man sich in der Anfangsphase befindet und der Schmerzfaktor nicht zu hoch ist, reagieren die Gelenke und ihre zugehörige Muskulatur sehr positiv darauf, das heißt, Sie fühlen sich nach dem Training stabiler.

Die Erfolgsaussichten der operativen Verfahren sind im Einzelfall nicht sicher abzuschätzen. Wichtig ist, dass der Betroffene weiß, dass eine aufwendige Nachbehandlung erforderlich ist. Physiotherapeutische Maßnahmen müssen konsequent und regelmäßig durchgeführt werden, um einen Therapieerfolg zu ermöglichen.

Umstellungsosteotomie

Zu Beginn einer Arthrose kann mit einer Operation versucht werden, das Voranschreiten der Erkrankung zu verhindern. So kann beispielsweise die Achsenfehlstellung und damit die unnatürliche Gelenkbelastung durch ein ausgeprägtes O-Bein mit einer sogenannten **Umstellungsoperation** (Umstellungsosteotomie) wieder

in die gerade Stellung gebracht werden. Damit wird die Fehlbelastung beseitigt, und eine Arthrose des Kniegelenks kann hinausgeschoben, vielleicht sogar verhindert werden.
Da neben der Schmerzlinderung die Umstellungsosteotomie vor allem der Verhinderung bzw. positiven Beeinflussung einer Arthrose des Hüftgelenks dient, darf dieser Eingriff verständlicherweise nicht zu spät erfolgen. Ist das gesamte Hüftgelenk erst einmal weitgehend zerstört, kann auch eine Umstellungsoperation keine Zustandsverbesserung mehr bringen.

Der Vorteil von Umstellungsosteotomien liegt darin, dass das betroffene Gelenk selbst durch die Operation nicht beeinträchtigt wird, da die Korrektur außerhalb des Gelenks geschieht.

Arthroskopie

Im Spätstadium der Arthrose kann man durch eine Gelenkspiegelung (Arthroskopie) zur Diagnose und durch nachfolgende Maßnahmen eine erstaunliche Verbesserung der Beschwerden erzielen. Der geschädigte Gelenkknorpel kann zwar nicht mehr repariert werden, aber durch Glättung der Gelenkflächen, durch Ausräumen eingeklemmter Knorpelanteile oder Knöchelchen sowie durch Entfernung der entzündeten und geschwollenen Gelenkschleimhaut lässt der Arthroseschmerz oft dauerhaft nach.

Am häufigsten wird eine Arthroskopie am Kniegelenk durchgeführt.

Gelenkversteifungen

In einigen Fällen kann es sinnvoll sein, ein arthrotisches Gelenk zu versteifen, beispielsweise bei Gelenken, die sich nicht durch eine Prothese ersetzen lassen, wie das obere Sprunggelenk, außerdem einige Fuß- und Fingergelenke.

Gelenkersatz

Die effektivste, aber auch anspruchsvollste Methode ist der künstliche Gelenkersatz, die sogenannte **Endoprothese**. Dabei kann entweder nur die eine Hälfte des Gelenks (**Hemiprothese**) oder das ganze Gelenk (**Totalendoprothese**, TEP) ersetzt werden. Am häufigsten geschieht dies am Knie- und am Hüftgelenk. Ein künstliches Gelenk ermöglicht in der Regel die volle Funktion im Alltag sowie bei vielen Sportarten – allerdings sollten Extrem- und Dauerbelastungen vermieden werden.

Ein Gelenkersatz kann inzwischen teilweise auch mittels sogenannter minimal invasiver Verfahren erfolgen (»Schlüssellochtechnik«).

Das Grundprinzip einer Hüftgelenkprothese besteht in einer künstlichen Hüftgelenkspfanne und einem Prothesenschaft mit künstlichem Hüftkopf. Dieses Konzept wurde bei den meisten bis heute entwickelten Prothesentypen beibehalten.

Da jede Entscheidung zum Gelenkersatz individuell erfolgen muss, kann man in Ausnahmefällen auch einem jüngeren Menschen eine Endoprothese empfehlen – gerade wenn die Beschwerden trotz Einnahme von Schmerzmitteln und krankengymnastischer Behandlung nicht beherrschbar sind. Eine erfolgreiche Prothesenoperation steigert die Lebensqualität im Privat- und im Berufsleben erheblich. Allerdings wird im Allgemeinen versucht, den Zeitpunkt einer Protheseimplantation bei jüngeren Menschen hinauszuzögern, da die künstlichen Gelenke eine begrenzte Haltbarkeit besitzen (Hüftgelenke halten etwa 15 bis 20 Jahre) und Operationen zum Wechsel eines Gelenkersatzes schwieriger sind als der Ersteingriff.

Erfahrungen mit künstlichem Gelenkersatz

Das Hauptproblem einer Endoprothese ist ihre »Haltbarkeit«, die nicht bei allen Gelenken zufriedenstellend gelöst ist.

Die ausgedehntesten Erfahrungen mit dem Einsatz eines künstlichen Gelenkersatzes gibt es für Hüft-, Knie- und Schultergelenke. Hier gehört die Endoprothese zu den Standardverfahren in der Arthrosebehandlung. Dagegen sind die Behandlungsergebnisse an Ellbogen-, Hand- und Sprunggelenk wegen der Prothesenlockerungen nach wenigen Jahren noch nicht befriedigend.

METALLALLERGIE

Da die Endoprothese in der Regel aus speziellen Metallen gefertigt wird, meistens Chrom-Kobalt- oder Titanlegierungen, ist es wichtig, vorher zu klären, ob der Betroffene unter einer Metallallergie leidet.
Hinweise hierfür können juckende Hautausschläge unter der Uhr oder Gürtelschnalle sein.

Da aus mechanischen Gründen bei den meisten Prothesen die Beweglichkeit der Metalloberflächen nicht ideal ist, befindet sich in vielen Prothesenmodellen ein Kunststoff als Gleitfläche und Puffer zwischen den metallenen Gelenkflächen. Das künstliche Gelenk

wird ebenso wie das echte Gelenk durch die von der Gelenkschleimhaut produzierte Gelenkflüssigkeit geschmiert. Die Befestigung der Endoprothese im Knochen geschieht entweder mittels eines speziellen Knochenzements oder durch das – zementfreie – Einwachsen der Prothese. Zementierte Endoprothesen können meistens sofort nach der Operation voll belastet werden. Daher werden sie insbesondere bei älteren Patienten bevorzugt, um z. B. bei Hüftprothesen eine mühsame, kraftraubende Entlastung des Beins für sechs Wochen an Gehstützen zu vermeiden.
Es ist sehr wichtig, dass Patienten mit einem Gelenkersatz regelmäßig in jährlichen Abständen zur Nachuntersuchung gehen. Bei einer beginnenden Lockerung kann durch eine frühzeitig durchgeführte Wechseloperation größerer Schaden vermieden werden.

Auf jeden Fall muss vor der Entscheidung zum Gelenkersatz das Gespräch zwischen Arzt und Patient stehen, wobei die individuell sehr unterschiedlichen Erwartungen und Chancen berücksichtigt werden sollten.

Ein Blick in die Zukunft

Die medizinische Forschung macht auch vor dem Bereich der Gelenkerkrankungen nicht Halt. In den letzten Jahrzehnten sind hier erhebliche Fortschritte gemacht worden, die Arthrosepatienten vor allem im späten Stadium der Krankheit neue Hoffnung geben können. Eines dieser Forschungsergebnisse stellen wir Ihnen im Folgenden vor: die Möglichkeit der Transplantation eigener Knorpelzellen.

Körpereigene Knorpelzelltransplantation

Im Jahr 1994 wurde erstmals eine Möglichkeit vorgestellt, bei der Defekte des Gelenkknorpels durch eigenen Knorpel behoben werden. Dazu wird dem Erkrankten in einem ersten Eingriff mittels Gelenkspiegelung ein kleines Stück gesunden Gelenkknorpels entnommen. Damit werden Zellen im Labor vermehrt, die nach vier Wochen in einem zweiten Eingriff in den Defekt transplantiert werden und hier neuen Gelenkknorpel bilden. Diese Methode ist durch die aufwendige Züchtung der Knorpelzellen sehr teuer und sollte deshalb nur angewandt werden, wenn andere Behandlungen versagt haben und noch kein Verschleiß im Gelenk vorliegt. Die Knorpelzelltransplantation ist bisher nur für das Kniegelenk verfügbar. Nur in Ausnahmefällen können Sprunggelenk und Schulter behandelt werden.

Übungen zur Selbsthilfe

Dieses Kapitel enthält Bewegungsübungen für die wichtigsten Gelenke. Sie können sich daraus gezielt ein Übungsprogramm zusammenstellen. Sprechen Sie die Übungen vorher mit Ihrem behandelnden Arzt ab, der Ihnen bei Fragen zur Ausführung sicher gern behilflich ist oder Ihnen einen Krankengymnasten vermittelt. Und achten Sie bitte bei allen Übungen darauf, sie nicht ruckartig oder mit Druck auszuführen, sondern sanft und fließend, damit Sie Ihren Gelenken und Muskeln keinen Schaden zufügen.

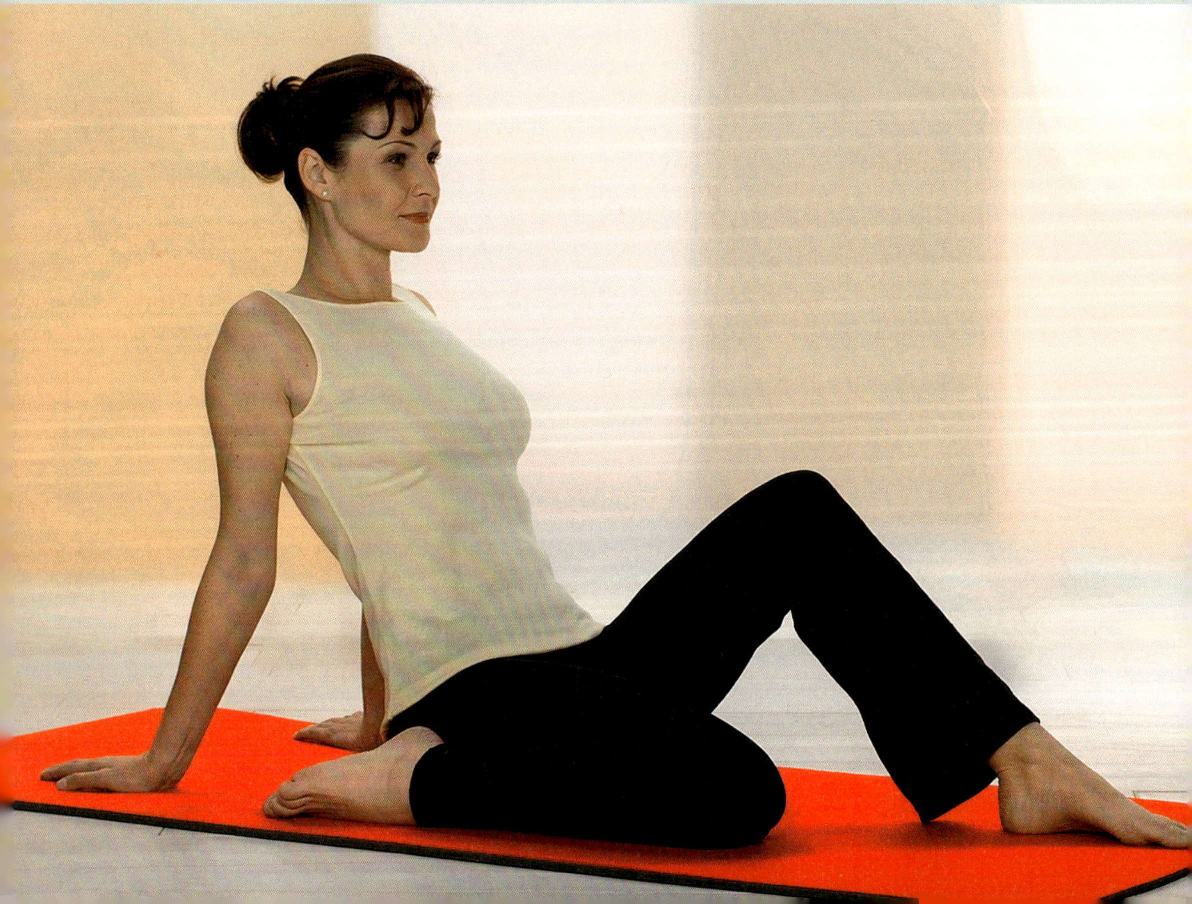

Ziele der Bewegungstherapie

Die wichtigsten Ziele einer Bewegungstherapie bei Arthrose sind

- Muskelstabilisierung zur optimalen Gelenkführung
- Verbesserung der schmerzfreien Beweglichkeit
- Druckentlastung für das vorgeschädigte Gelenk
- Beseitigung von Einsteifungen
- Verbesserung des Ablaufs der Gelenkfunktionen
- Schulung von Gang und Haltung

Muskelerwärmung und -lockerung

Vor den muskelkräftigenden Übungen sollte immer eine Erwärmung und Lockerung erfolgen. Dadurch wird die Durchblutung der betroffenen Muskulatur gefördert, und Schädigungen der Muskel-Sehnen-Ansätze und des eingesteiften Kapselbandapparates werden vermieden. Erwärmung ist aber nur bei chronischen Arthrosebeschwerden sinnvoll. Bei aktivierter Arthrose ist das betroffene Gelenk bereits überwärmt, sodass eine zusätzliche Wärmezufuhr die Schmerzen nur verstärken würde.

Die Erwärmung und Lockerung erfolgt durch Übungen oder durch Wärmflasche, Heizdecke oder ein warmes Bad.

Natürlich lebende Völker kennen Arthrose auch in hohem Alter kaum, wodurch sich andeutet, wie wichtig vielseitig ausgebildete Muskeln sind.

Muskeldehnung

Nach der Erwärmung und Lockerung folgt die Phase der Muskeldehnung. Sie soll die Geschmeidigkeit der steifen Kapselbandstrukturen verbessern. Gleichzeitig können durch verkürzte Muskeln verursachte Bewegungseinschränkungen (Kontrakturen) durch vorsichtiges Dehnen wieder behoben werden.

So führen Sie die Übungen aus:

- Nehmen Sie bei der Dehnübung eine bequeme Position ein.
- Tasten Sie sich langsam und ohne nachzufedern unterhalb der Schmerzgrenze an Ihre aktuelle Gelenkbeweglichkeit heran. Die nun erreichte Stellung ist mit leichtem Ziehen verbunden.
- Halten Sie die Dehnung etwa 20 Sekunden.
- Das Dehnen können Sie bis zu dreimal wiederholen.

Dehnungsformen

Es gibt viele Diskussionen darüber, welches die richtige Dehnmethode ist. Durchgesetzt haben sich bei den Dehnübungen vier unterschiedliche Dehnungsformen (Stretchingmodelle):

Ballistische Schleudergymnastik. Dabei wird ein Dehnen der Muskulatur durch Nachfedern versucht, beispielsweise durch rhythmisches Federn der ausgestreckten Arme seitlich nach hinten. Mit der ballistischen Schleudergymnastik wird der geringste Erfolg erreicht; zudem besteht das Risiko einer Schädigung des Muskel-Sehnen-Apparats.

Skelettmuskeln und Sehnen besitzen einen Dehnungssinn, der auf die jeweilige Zugbeanspruchung antwortet und für viele Bewegungsreflexe verantwortlich ist.

Aktives Stretching. Diese Dehnungsmöglichkeit ist ebenfalls nicht sehr ergiebig. Hierbei wird die Dehnungsposition aktiv durch das alleinige Anspannen und Führen z.B. des ausgestreckten Arms nach oben erreicht.

Passives Stretching. Diese Praxis ist weitaus effizienter als die beiden ersten. Dabei assistiert Ihnen ein Partner, oder Sie stützen sich beispielsweise an einer Wand ab, um die extreme Gelenkposition zu halten.

Anspannungs-Entspannungs-Dehnungs-Methode. Diese Form (auch PNF, propriozeptive neuromuskuläre Faszillation) ist die wirkungsvollste Methode der Dehnung. Sie ist allerdings auch am schwersten zu erlernen. Hier eine kurze Anleitung:

- Über das passive Stretching wird zunächst die Endstellung des Gelenks erreicht.
- Die zu dehnende Muskelgruppe wird über 8 Sekunden mit etwa 30 Prozent der Maximalkraft angespannt, ohne dass Gelenkbewegungen entstehen. Danach atmet man tief aus, entspannt die zu dehnende Muskelgruppe wieder und hält den Dehnreiz 20 Sekunden.
- Durch die vorangegangene Muskelanspannung können die besten Ergebnisse beim Dehnen erzielt werden.

Übungsbeispiel für PNF

Wenn Sie beispielsweise bei einer Beugekontraktur des Kniegelenks durch verkürzte Beugemuskeln und eine verklebte hintere

Kniegelenkkapsel die Streckung verbessern wollen, machen Sie folgende Übung:
Setzen Sie sich auf den Boden, und strecken Sie das Kniegelenk so weit wie möglich durch. Nun spannen Sie Ihre Beugemuskeln gegen den Widerstand des Bodens 8 Sekunden an, ohne dabei das Kniegelenk abzubiegen. Anschließend lassen Sie die Beugemuskeln wieder erschlaffen und dehnen sie für 20 Sekunden.
Probieren Sie einfach aus, welche der hier genannten Methoden Ihnen am besten liegt.

DEN TIEREN ABGESCHAUT

Das Dehnen des Körpers folgt einem natürlichen Instinkt, was sich sehr gut bei vielen Tieren beobachten lässt. Sie dehnen ihren Körper nach einer längeren Belastung oder nach dem Schlafen ausgiebig; dadurch beugen sie automatisch Muskelverkürzungen vor. Hunde und Katzen strecken sich mit gerade noch vorn aufgesetzten Vorderbeinen der Länge nach aus, wobei sie immer wieder nachfassen, und dehnen so Vorderbeine und Wirbelsäule.

Welche Dehnmethode wende ich an?

Für den Anfänger ist das passive Stretching empfehlenswert. Für Fortgeschrittene empfiehlt sich hingegen die PNF-Methode, nach der bei allen nachfolgend beschriebenen Dehnübungen vorgegangen werden kann.
Vorrangig sollte man verkürzte Muskelgruppen dehnen, die die Gelenkbeweglichkeit aller Erfahrung nach am meisten einschränken. Dabei dehnt man idealerweise in alle Richtungen und ebenfalls die benachbarten Gelenke.

Beim ausgiebigen Räkeln früh im Bett oder nach angespanntem Sitzen werden oft instinktiv die richtigen Dehnübungen ausgeführt.

Muskelkräftigung

Die krankengymnastischen Übungen zur Muskelkräftigung können folgendermaßen durchgeführt werden:

- Entweder dynamisch (isotonisch) unter Muskelverkürzung wie beim Liegestütz

- Oder statisch (isometrisch) ohne Muskelverkürzung – wie die Anspannungsübungen ohne Bewegung des Gelenks. Neben dem Ziel der Muskelkräftigung sollen Sie hierbei zunächst einmal ein Gefühl für das Anspannen und Entspannen der Muskulatur erhalten. Dies ist ganz besonders bei der Haltungsschulung für die Wirbelsäule wichtig, um beispielsweise die unterschiedlichen Stellungen des Beckens zu erlernen. Ebenso wichtig ist die Positionsbestimmung des arthrotischen Gelenks, da schon geringe Gelenkverschiebungen zu einer Fehlbelastung der schützenden Knorpelschicht führen.

MIT GEWICHTEN TRAINIEREN

Den Schwierigkeitsgrad der dynamischen Übungen kann man durch Kurzhanteln (1 bis 5 Kilogramm Gewicht) erhöhen. Hierzu sind kugelförmige Hanteln gut geeignet, die Sie auch an die Füße hängen können. Alternativ sind Bleimanschetten für Hand- oder Fußgelenk zu verwenden. Ebenso unterstützend wirken elastische Bänder, die in die Gegenrichtung der dynamischen Bewegung ziehen. Hanteln und Gymnastikbänder sind in allen Sportgeschäften erhältlich.

So führen Sie die Übungen aus:

- Ruckartige Bewegungen vermeiden
- Langsam und gezielt üben
- Regelmäßige Atmung
- Immer eine geringe Restspannung, z. B. in der Bauchmuskulatur, bewahren, bevor Sie die nächste Übung machen
- Die dynamischen Bewegungsübungen achtmal wiederholen
- Bei isometrischen Übungen die Muskelspannung 8 Sekunden halten
- Wiederholen Sie die einzelnen Übungsblöcke bis zu dreimal
- Zum Abschluss die Muskulatur noch einmal ausgiebig einige Sekunden dehnen
- Das Übungsprogramm mindestens dreimal in der Woche ohne Zeitdruck durchführen

Elastische Bänder wie das Deuserband haben den Nachteil, dass sie schnell verschleißen.

Die Übungen sollten anstrengend sein, dürfen aber nicht zur Auslösung von Beschwerden führen, die über einen normalen Muskelkater hinausgehen. Treten Schmerzen auf, brechen Sie die Übung ab, oder achten Sie auf eine korrektere Ausführung. Bleiben die Schmerzen, streichen Sie die Übung vorsichtshalber aus dem Programm.

Ausgangspositionen

Bevor Ihnen auf den kommenden Seiten mehrere Übungen für die einzelnen Gelenkgruppen vorgestellt werden, sollen zunächst die Ausgangsstellungen dafür genauer beschrieben werden. Dies erleichtert Ihnen den Einstieg in die Ausführung der Übungen.

Aufrechter Stand. Bewegen Sie die Beine hüftbreit auseinander. Die Füße stehen stabil auf dem Untergrund. Richten Sie das Becken auf, und heben Sie das Brustbein nach vorn/oben an, so als wären Sie sehr stolz auf sich. Ziehen Sie die Schultern nach hinten/unten. Der Kopf bleibt gerade, d.h., Sie machen ein leichtes Doppelkinn.

Schrittstellung. Stehen Sie im aufrechten Stand. Gehen Sie mit dem linken oder rechten Bein einen Schritt nach vorn, und bleiben Sie in dieser Stellung. Beide Füße haben Bodenkontakt.

Grätschstand. Begeben Sie sich in den aufrechten Stand. Nur die Füße sind 5 bis 10 Zentimeter weiter als schulterbreit parallel nebeneinander gestellt.

Einbeinstand. Stehen Sie im aufrechten Stand. Ein Bein wird zum Spielbein, indem es angebeugt wird. Ober- und Unterschenkel bilden dabei einen Winkel von 90 Grad, der Fuß wird angezogen. Das andere Bein bleibt Standbein.

BECKEN AUFRICHTEN

Stellen Sie sich eine Salatschüssel vor, die Sie gerade in den Händen halten. Dies entspricht der Stellung Ihres Beckens, wenn es aufgerichtet ist. Wenn die Schüssel nach vorn gekippt wird, entspricht dies der Stellung Ihres Beckens, wenn es sich im Hohlkreuz befindet.

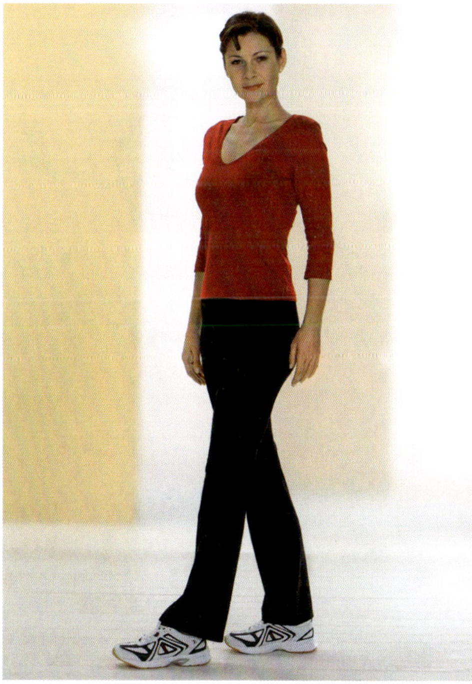

Ausgangsposition: Schrittstellung

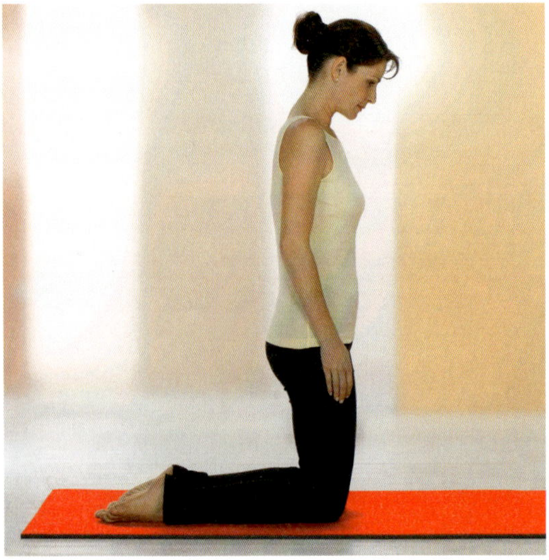
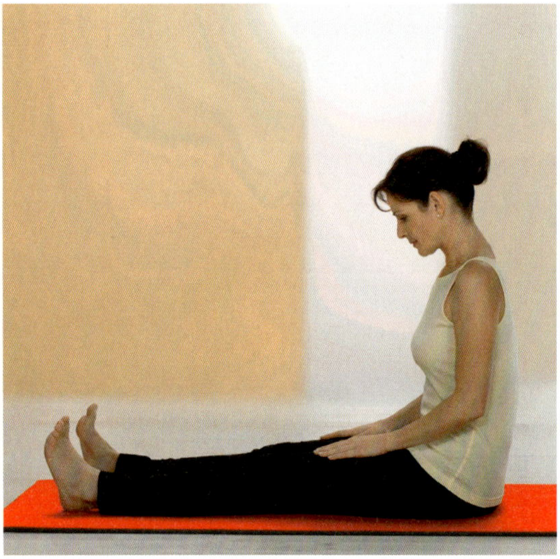

Kniestand (links) und Langsitz (rechts)

Kniestand. Sie knien mit beiden Beinen auf dem Boden. Ober- und Unterschenkel bilden einen 90-Grad-Winkel. Die Unterschenkel liegen auf dem Boden, die Füße sind ebenfalls aufgelegt. Die Knie sind hüftbreit voneinander entfernt. Das Becken ist aufgerichtet. Der Oberkörper bleibt wie im aufrechten Stand: Das Becken ist aufgerichtet und das Brustbein nach vorn/oben angehoben. Die Schultern sind dabei nach hinten/unten gezogen. Der Kopf bleibt gerade.

Spielbein und Standbein sind die Hauptspieler des aufrechten Gangs. Während ein Fuß sich vom Boden löst (Spielbein), muss das andere stabil am Boden bleiben (Standbein).

Aufrechter Sitz. Die Beine sind hüftbreit auseinander gesetzt. Die Füße stehen unter den Knien oder etwas davor. Richten Sie das Becken auf. Heben Sie das Brustbein nach vorn/oben an, so als wären Sie sehr stolz auf sich. Ziehen Sie die Schulterblätter nach hinten/unten. Halten Sie den Kopf gerade, und zwar in einer leichten Doppelkinnposition. Lassen Sie die Arme locker neben dem aufrechten Oberkörper herabhängen. Die Bauchmuskulatur ist nicht angespannt.

Langsitz. Setzen Sie sich auf den Boden. Die Beine sind ausgestreckt. Die Kniekehlen zeigen zum Boden. Die Füße sind angezogen, sodass die Zehenspitzen zur Decke zeigen. Der Oberkörper befindet sich im rechten Winkel zum Unterkörper. Der Oberkörper ist – wie beim aufrechten Sitz – aufgerichtet.

Vierfüßerstand. Stellen Sie sich vor, Sie bilden eine Bank. Der Rücken zeigt zur Decke. Die Schulterblätter sind nach hinten/

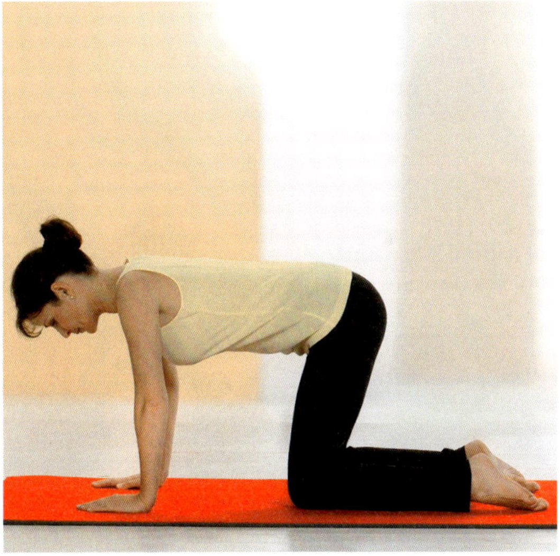

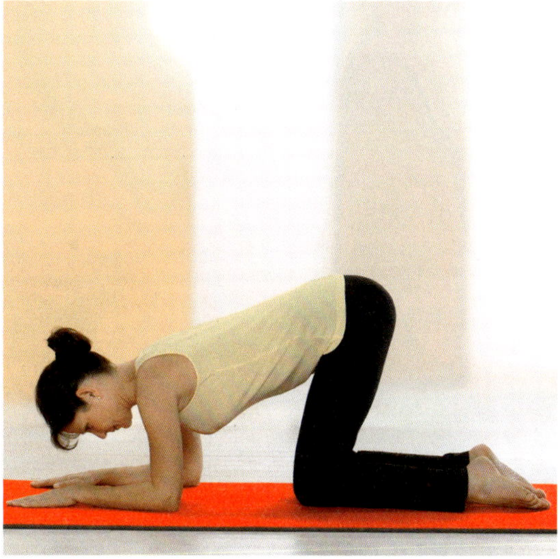

Vierfüßerstand (links) und Unterarmstütz (rechts)

unten gezogen Die Hände liegen mit den Handflächen auf dem Boden. Die Finger zeigen nach vorn. Die Arme sind leicht gebeugt, die Ellenbogen zeigen in Richtung Bauchnabel. Oberschenkel/Unterschenkel bilden einen Winkel von 90 Grad. Die Unterschenkel liegen flach am Boden, die Fußrücken sind ebenfalls aufgelegt.

Unterarmstütz. Begeben Sie sich in den Vierfüßerstand. Legen Sie Ihre Unterarme auf dem Boden ab. Die Ober- und Unterarme bilden dabei einen 90-Grad-Winkel. Die Hände sind mit den Handflächen auf dem Boden aufgelegt und zeigen nach vorn.

Rückenlage. Legen Sie sich auf den Rücken, die Beine sind ausgestreckt. Die Füße können je nach Übung sowohl angezogen als auch gestreckt sein. Die Arme liegen neben dem Körper. Die Handflächen zeigen nach oben.

Kerze

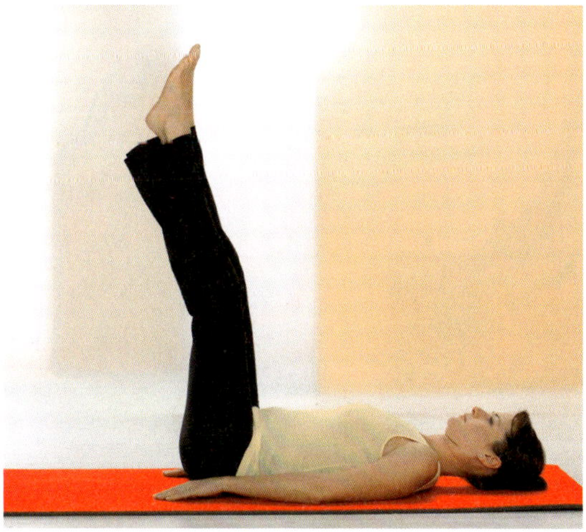

Kerze. Begeben Sie sich in die Rückenlage, und strecken Sie beide Beine nacheinander zur Decke. Heben Sie nicht beide Beine gleichzeitig an, sonst entsteht eine Hebelwirkung aus der unteren Wirbelsäule. Die Füße können je nach Übung angezogen oder gestreckt sein. Ober- und Unterkörper bilden einen Winkel von 90 Grad.

Ellenbogenstütz

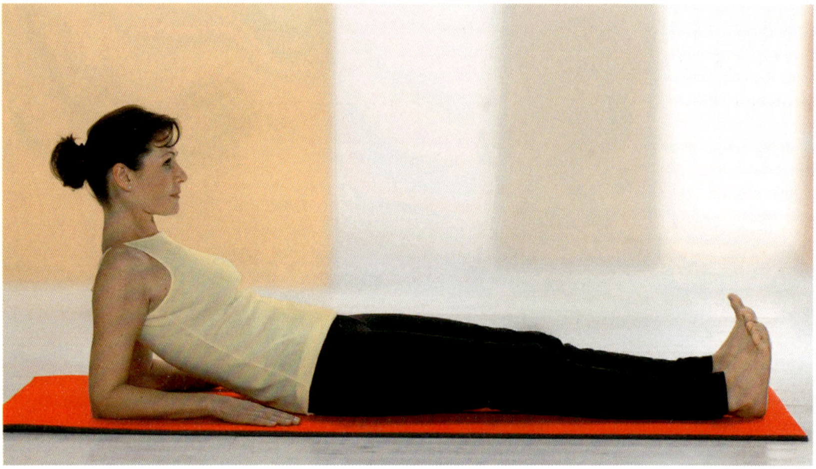

Lange Hebel sollten, soweit es möglich ist, vermieden werden.

Ellenbogenstütz. Begeben Sie sich in die Rückenlage. Die Unterarme liegen auf dem Boden. Die Handflächen zeigen nach unten. Der Oberarm steht im rechten Winkel zum Unterarm. Der Oberkörper ist etwas angehoben, sodass Sie auf Ihre Füße blicken können.

Aktivprogramm 1: Übungen für die Hand

Das äußerst kompliziert aufgebaute Handgelenk wird von den Handwurzelknochen sowie von Speiche und Elle und den Mittelhandknochen gebildet. Eine Arthrose tritt hier weniger häufig auf, meistens sind Daumensattelgelenk, Speichen-Mondbein- oder Speichen-Kahnbein-Gelenk betroffen.

Ursachen sind beispielsweise eine Fehlstellung der Knochen durch einen alten Knochenbruch, eine angeborene Verkürzung der Speiche oder lang anhaltende Belastungen durch Vibrationen, die zu Durchblutungsstörungen führen.

Brüche der Handwurzelknochen heilen meistens schlecht aus und begünstigen den vorzeitigen Gelenkverschleiß ebenso wie wiederholte Entzündungen bei chronischer Polyarthritis.

Symptome

Die Arthrose macht sich in vielen Fällen zunächst durch eine leichte, schmerzhafte Bewegungseinschränkung bemerkbar. Diese tritt auch beim Aufstützen der Hand auf. Deren Funktion ist in der Regel nicht beeinträchtigt, und die Arthrose des Handgelenks wird oft lange toleriert. Nur die Daumensattelgelenkarthrose führt früh zu einer Funktionsbeeinträchtigung, denn jede Daumenbewegung und -belastung ist schmerzhaft. Besteht zusätzlich eine Sehnenscheidenentzündung oder Einengung des Nervs am beugeseitigen Handgelenk, können besonders im frühen Stadium mit Dehnübungen deutliche Besserungen der Beschwerden erzielt werden.

Vorbeugende Maßnahmen

Es sollten unbedingt einseitige Belastungen dieser Gelenke vermieden werden. Daneben kann man bei Bedarf die betroffene Region durch Bandagen stützen – etwa mit einer Handgelenkmanschette aus Leder. Besonders am Daumensattelgelenk wirken Schienen, die meist aus Kunststoff bestehen, stabilisierend. Muss man das Gelenk extrem belasten, sollte das Handgelenk dabei möglichst leicht gebeugt werden.

Übungen

Stufe 1: Muskelerwärmung und -lockerung

1 Führen Sie kreisende Bewegungen im Handgelenk jeweils achtmal im und achtmal gegen den Uhrzeigersinn durch. Schütteln Sie anschließend die Hand nach unten leicht aus.

2 Ausgangsstellung ist der aufrechte Stand oder das Sitzen auf einem Stuhl. Beugen Sie Ihre Hände im Handgelenk. Die Handflächen zeigen nach vorn. Die Ober- und Unterarme sind jeweils um 90 Grad voneinander abgewinkelt, die Ellenbogen bleiben nah am Körper. Winken Sie nun zügig mit den Händen nach links und rechts. Diese Übung führen Sie dreimal mit acht Wiederholungen aus. Danach lockern Sie Ihre Hände.

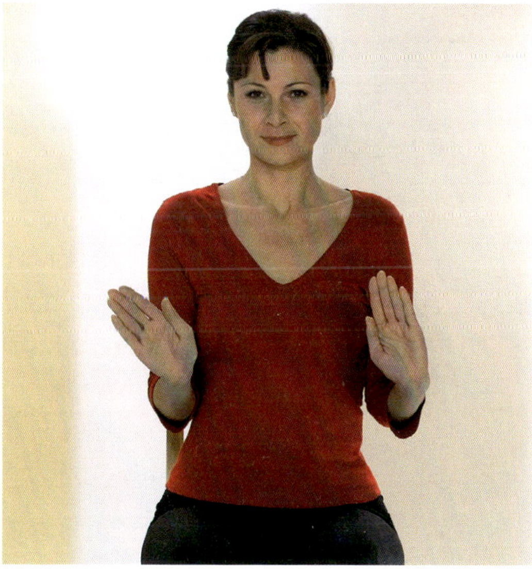

Muskellockerung der Hand im Sitzen (Übung 2)

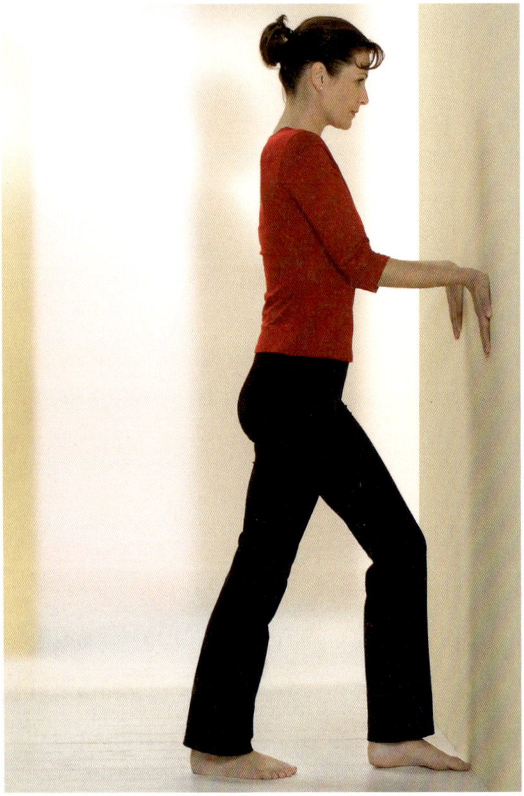

Dehnung der beugenden Muskulatur (Übung 1)

Stufe 2: Dehnung der beugenden Muskulatur

1 Stellen Sie sich mit dem Gesicht zur Wand im Abstand der Unterarmlänge. Beugen Sie das Ellenbogengelenk rechtwinklig an, die Finger zeigen nach unten, und drücken Sie die Handflächen 20 Sekunden lang gegen die Wand.

2 Ausgangsstellung ist der aufrechte Stand. Stellen Sie sich vor einen Tisch. Legen Sie Ihre Hände mit der Handfläche - die Finger zeigen zu Ihnen - auf dem Tisch ab. Das Handgelenk wird dabei abgewinkelt. Die Arme sind gestreckt. Schieben Sie Ihren Oberkörper zwischen den Armen etwas durch. Die Dehnung wird an der Unterarmbeugemuskulatur spürbar. Halten Sie diese Stellung 20 Sekunden lang, und schieben Sie den Oberkörper wieder zurück.

Dehnung der streckenden Muskulatur

1 Beide Arme abwinkeln und die Handflächen vor dem Bauch zusammenführen, die Fingerspitzen zeigen nach unten, das Handgelenk ist abgeknickt. Drücken Sie beide Handrücken für 20 Sekunden kräftig gegeneinander. Sie sollten den Zug in den Oberarmen und in der Brustmuskulatur deutlich spüren, aber auf keinen Fall Schmerzen empfinden. Wenn die Übung schmerzt, fragen Sie Ihren Krankengymnasten. Sie sollten auf keinen Fall Ihre Schultern überlasten.

2 Für den Alltag: Sie sitzen bei Einhalten der aufrechten Körperhaltung auf einem Stuhl. Lassen Sie Ihre Arme neben dem Körper herunterhängen.

Setzen Sie sich auf Ihre Hände. Die Handrücken zeigen nach unten. Durch das gebeugte Handgelenk wird die Dehnung an der Streckmuskulatur spürbar.

Dehnung des Daumensattelgelenks

Diese Übung weitet die eingesteifte Gelenkkapsel und führt zu einer spürbaren Besserung von Beschwerden. Fassen Sie mit der gesunden Hand den betroffenen Daumen, und ziehen Sie ihn, so lange Sie den Schmerz aushalten können, in Längsrichtung - möglichst 20 Sekunden lang. Sie können auch den Daumen in Richtung der Handinnenfläche sowie in Gegenrichtung zur Seite wegbewegen.
Versuchen Sie, auch mithilfe eines Partners, der den Finger sanft schiebt oder drückt, den Daumen gegen die Mittelhand in alle Richtungen zu bewegen (nach oben, unten, innen und außen) oder Drehbewegungen zu machen. Auch auf diese Weise können Sie die Gelenkkapsel weiten.
Achten Sie bitte bei dieser Übung besonders darauf, dass Sie nicht übertreiben. Wenn Sie echte Schmerzen haben, sollten Sie die Übung sofort beenden.

Unterarm-muskulatur
Die »streckende« Muskulatur des Unterarms verläuft entlang des Handrückens, der Unterarmaußenseite und des Ellenbogens. Die »beugende« Muskulatur hingegen verläuft entlang der Handfläche, der Unterarminnenseite und des Ellenbogens.

Stufe 3: Kräftigung der beugenden Muskulatur

1 Beugen Sie beide Arme im Ellenbogengelenk rechtwinklig ab. Führen Sie die Handflächen vor dem Brustkorb so zusammen, dass Handflächen und gestreckte Finger aufeinandergepresst sind. Drücken Sie nicht die Arme durch Anspannen der Brustmuskulatur zusammen, sondern aktivieren Sie Ihre beugeseitige Unterarmmuskulatur durch das feste Aneinanderpressen der Finger. Die Spannung sollten Sie 8 Sekunden halten.
2 Beugen Sie die Arme, und kreuzen Sie sie hin zu den Schultern. Ballen Sie danach die Hände fest zu einer Faust vor Ihrem Körper, und verstärken Sie die Kraft in der zu beugenden Armmuskulatur. Halten Sie diese Spannung 8 Sekunden lang. Danach strecken Sie die Arme langsam aus und lockern sie.
3 Für Fortgeschrittene: Die Ausgangsstellung ist die Schrittstellung. Fixieren Sie die Mitte eines Latexbandes unter dem vorderen Fuß.
Fassen Sie die Enden mit beiden Händen, sodass das Band in einem 90-Grad-Winkel der Arme unter Spannung gerät. Ziehen Sie nun im Wechsel die Hände zu den Schultern.

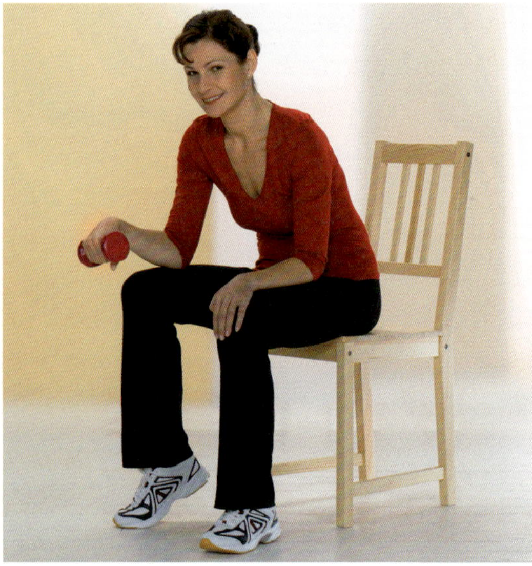

Kräftigung der Unterarme (Übung 1)

Kräftigung der streckenden Muskulatur

1 Legen Sie den Unterarm mit der Handfläche nach unten auf den Oberschenkel oder vor sich auf einen Tisch. Heben Sie die Hand achtmal - am besten mit einer Hantel - nach oben an, und überstrecken Sie das Handgelenk. Der Unterarm wird nicht mit angehoben und bleibt auf der Unterlage liegen. Legen Sie die Hand nicht ganz auf der Unterlage ab.

2 Stellen Sie sich in den Vierfüßerstand auf den Boden. Intensivieren Sie den Druck auf Ihre Handflächen, als wollten Sie einen Abdruck auf der Unterlage hinterlassen. Achten Sie dabei auf einen geraden Rücken. Nach 8 Sekunden gehen Sie aus dieser Position.

Aktivprogramm 2: Übungen für die Finger

Eine Erkrankung dieser Gelenke wird in erster Linie durch den altersbedingten Verschleiß des Gelenkknorpels verursacht. Selten ist eine Verletzung oder eine chronische Gelenkentzündung dafür verantwortlich.

Symptome

Latexbänder
Sie zeichnen sich durch eine hohe Elastizität aus. Es gibt sie in verschiedenen Farben. Je heller die Farbe, desto weniger Zugkraft ist nötig, je dunkler, desto mehr.

Bevor Schmerzen auftreten, werden Sie zunächst eine leichte Einschränkung der Beweglichkeit spüren. Insbesondere morgens nach dem Aufstehen tritt kurzfristig eine Steifheit auf, die sich jedoch nach ein paar Bewegungsübungen verliert. Auch wenn man die Finger in warmes Wasser taucht, geht sie zurück.
Im weiteren Verlauf der Erkrankung kommt es zu länger anhaltenden Bewegungseinschränkungen und Schmerzen. Im Bereich der Gelenke bilden schleimgefüllte Zysten und knöcherne Verbreiterungen dicke Stellen. Gelegentlich kommt eine seitliche Verbiegung der Finger hinzu.

Die Arthrose der Fingergelenke schreitet langsam voran. Häufig werden die optisch störenden Verdickungen mehr beklagt als die Funktionsbeeinträchtigung.

Vorbeugende Maßnahmen

Wer von dieser Art von Arthrose betroffen ist, sollte Handschuhe tragen, um die Finger warm zu halten. Bestehen bereits Beschwerden, sind regelmäßige warme Handbäder mit Kamille oder medizinischen Badezusätzen zu empfehlen.

Um Verformung und zunehmender Instabilität vorzubeugen, sollte langes Aufstützen auf den Fingern mit abgespreiztem Daumen unterbleiben.

Ungünstig sind auch einseitige Hebebelastungen oder ausdauerndes Häkeln und Stricken.

Bei einer Arthrose der Fingergelenke ist Wärme ungemein wichtig, natürlich vor allem in den Wintermonaten. Achten Sie darauf, Ihre Hände warm zu halten, und genießen Sie gelegentlich die Wohltat, die Ihnen schlichtes warmes Wasser bietet.

Übungen

Stufe 1: Muskelerwärmung und -lockerung

1 Strecken Sie die Finger, und knicken Sie sie dann wieder zur Faust ab. Machen Sie das achtmal. Anschließend ausschütteln.

2 Die Ausgangsstellung ist der Sitz. Trommeln Sie 20 Sekunden lang mit den Fingern auf eine Unterlage, als wollten Sie Klavier spielen. Beenden Sie danach die Übung.

Stufe 2: Dehnung der beugenden Muskulatur und beugeseitigen Kapsel

Den Arm im Ellbogengelenk rechtwinklig abbeugen und die Hand, die Sie dehnen wollen, mit der Handfläche nach oben halten; die Finger sind gestreckt. Biegen Sie jetzt mit der anderen Hand zunächst den Daumen und anschließend die vier Finger gemeinsam je 20 Sekunden von der Handfläche weg.

Dehnung der streckenden Muskulatur

Beugen Sie den Arm rechtwinklig ab. Schließen Sie die Hand zur Faust, und drücken Sie mit der anderen Hand das Handgelenk in die verstärkte Beugung für 20 Sekunden nach unten.

Dehnung der Fingergelenkkapsel unter Ausnutzung des Gelenkspiels

Fassen Sie den betroffenen Finger fest in Nähe des schmerzhaften oder bewegungseingeschränkten Gelenks. Immer vor das Gelenk in Richtung Fingerspitzen greifen und nicht dahinter in Richtung Handfläche.

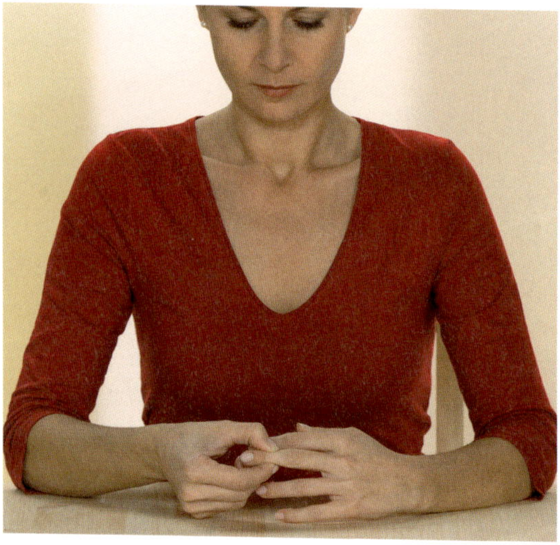

Dehnung der Fingergelenkkapsel. Bei dieser Übung sollten Sie besonders vorsichtig und behutsam vorgehen.

Nun schieben Sie mit kleinen Bewegungen das Gelenk je achtmal zur einen Seite, dann zur anderen, nach oben und unten und zum Schluss in einer Drehbewegung nach rechts und links. Diese Übung sollten Sie nicht mit zu viel Kraft ausführen, da Sie sonst automatisch dagegenspannen und keine Bewegung mehr möglich ist. Wenn Ihnen jemand mit beiden Händen das Gelenk von den Fingerspitzen und der Hand her fixieren kann, ist die Übung leichter durchzuführen.

Stufe 3: Kräftigung der beugenden Muskulatur

1 Die beste Kräftigung erreichen Sie durch eine achtmalige Wiederholung des Faustschlusses. Sie können diese Übung erschweren, indem Sie einen billigen Softball aus der Spielzeugabteilung oder einen Gummiball mit Noppen aus dem Sanitätsfachhandel in der Hand achtmal zusammendrücken.
Diese Übung können Sie auch gut im angenehm warmen Wasserbad ausführen.

2 Zerdrücken Sie mit dem Faustschluss eine Knetmasse. Lassen Sie sich diese in der Apotheke mischen. Sie besteht aus 500 Gramm Paraffinum durum sowie 166 Gramm Paraffinum subliquidum. Lassen Sie diese Wachsmasse in einem Topf flüssig werden. Warten Sie aber, bis die Wachsmasse etwas abgekühlt ist, sonst verbrennen Sie sich ganz leicht die Haut. Baden Sie zunächst Ihre Hände in der warmen, flüssigen Masse, lassen Sie dann das Wachs an Ihren Fingern allmählich abkühlen, und kneten Sie es schließlich kräftig durch, bis es fest wird und das Kneten zu schwierig wird.

Kräftigung der streckenden Muskulatur

Diese Übung ist einfach, und schon nach kurzer Zeit werden Sie Fortschritte feststellen: Die Finger kräftig strecken und spreizen und dann die Spannung 8 Sekunden halten. Alternativ kann diese Übung auch im warmen Handbad durchgeführt werden.

Aktivprogramm 3: Übungen für die Schulter

Das Schultergelenk ist seltener von einer Arthrose betroffen als die anderen Gelenke. Ursache sind meistens frühere Unfälle mit Knochenbrüchen und Auskugelungen oder Durchblutungsstörungen des Knochens. Häufiger als Arthrose sind dagegen Abnutzungen der Muskeln, die das Schultergelenk stabilisieren. Dadurch kann es zu Schleimbeutelentzündungen (schmerzhaften Schwellungen der schleimgefüllten Taschen) oder zu Kalkeinlagerungen kommen. Auch die Muskelmanschette kann durch altersbedingte Ausdünnung einreißen.

Arthrosen im Schultergelenk resultieren meist aus Verletzungen oder Unfällen. Manchmal werden Muskelprobleme in der Schulter mit Arthroseschmerzen verwechselt. Sie können ernste Folgen haben und sollten deshalb unbedingt mit dem Arzt besprochen werden.

Symptome

Eine Arthrose des Schultergelenks beginnt häufig mit bewegungsabhängigen Beschwerden nach längerer Belastung. Oftmals kommen auch Reibegeräusche mit kurz anhaltenden morgendlichen Schmerzen vor. Zunächst bessern sie sich jedoch rasch, wenn man die Schultern kurz durchbewegt. Zu Schmerzen kommt es dann erst wieder in Ruhestellung oder nachts, besonders beim Liegen auf der betroffenen Seite. In diesem Stadium ist auch die Beweglichkeit eingeschränkt, und es kann zu einer akuten Entzündung mit Schwellung, Rötung oder Überwärmung kommen.

Vorbeugende Maßnahmen

Das Schultergelenk sollte in möglichst regelmäßigen Abständen abwechselnd sowohl belastet als auch wieder entlastet werden. Wer beispielsweise häufig anstrengende Arbeiten mit den Armen oberhalb der Kopfhöhe ausführt, setzt sich zwangsläufig einem erhöhten Risiko aus. Um das zu verringern, kann man den Arbeitsplatz oder

Bei Arbeiten im Haushalt kann sogar das einfache Verlängern eines Besenstiels dabei helfen, den Schultergürtel zu stabilisieren.

Haushalt umgestalten und vielleicht Schränke oder Regale tiefer hängen. Ist das nicht möglich, hilft eine fest stehende Leiter oder etwa eine Verlängerung des Besenstiels.

Richtig heben

Auch durch richtiges Heben kann man Beschwerden vorbeugen. Muss man schwere Gegenstände anheben, niemals zuerst die Schulter nach oben ziehen und dann erst die Armmuskulatur einsetzen. Bei dieser Bewegungsabfolge besteht nämlich die Gefahr von Verkrampfungen. Stattdessen sollte jede Kraftanstrengung von unten und möglichst mit hängenden Schultern erfolgen - wie man das bei einem Gewichtheber beobachten kann. Besonders wichtig ist die richtige Technik bei schweren Gegenständen (z.B. bei vollen Getränkekästen).

Übungen

Stufe 1: Muskelerwärmung und -lockerung

Lockern der Armmuskulatur (Übung 2)

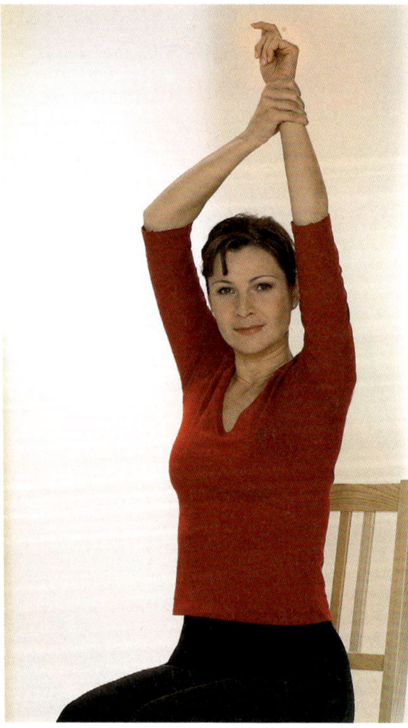

1 Als einfachste Übung empfiehlt sich das Kreisen des Schultergelenks mit hängendem Arm. Heben und senken Sie die Schulterpartie achtmal. Wiederholen Sie diesen Zyklus dreimal mit je 10 Sekunden Pause dazwischen. Fortgeschrittene können mit ausgestrecktem Arm große Kreise beschreiben. Ebenfalls dreimal acht Übungen mit je 10 Sekunden Zwischenpause.

2 Wenn Sie den Arm nicht mehr allein anheben können oder die Bewegung zu schmerzhaft ist, pendeln Sie den hängenden Arm nach vorn und hinten. Außerdem können Sie mit dem gesunden Arm den kranken am Handgelenk fassen und beide Arme über den Kopf führen. Eine weitere Möglichkeit besteht darin, mit der Hand am Türrahmen langsam hinaufzuwandern.

3 Zur Aufwärmung dient auch eine Übung namens »kleine Windmühle«. Begeben Sie sich dafür in einen stabilen aufrechten Stand. Die Hände sind mit den Handflächen gerade auf die Schultern abgelegt. Kreisen Sie mit den Ellenbogen achtmal vorwärts und achtmal rückwärts, sodass die Schultergelenke bewegt werden.

Stufe 2: Dehnung der nach außen drehenden Muskulatur

1 Fassen Sie den Oberarm der betroffenen Seite von unten außen mit der Hand des gesunden Arms. Schieben Sie den Oberarm unter das Kinn, und drücken Sie ihn 20 Sekunden kräftig auf die Brust. Sie spüren einen Dehnreiz im hinteren Anteil der Muskeln und in der Gelenkkapsel des Schultergelenks.

Die Schulter besitzt ein Kugelgelenk, das nach oben, unten, hinten und vorn gut beweglich sein sollte.

2 Der aufrechte Stand oder das gerade Sitzen auf einem Stuhl können die Ausgangsstellung sein. Eine Hand fasst die andere vor dem Körper und zieht sie nach vorn, sodass sich der obere Rücken rundet. Die Schulterblätter werden dabei stark auseinandergezogen. Halten Sie diese Dehnung 20 Sekunden.

Dehnung der nach innen drehenden Muskulatur

1 Strecken Sie den Arm ganz aus, und heben Sie ihn langsam seitlich bis zur Waagerechten an. Stellen Sie sich nun in oder vor einen Türrahmen und halten ihn mit der ausgestreckten Hand fest. Drücken Sie dann den Oberkörper 20 Sekunden nach vorn.
Dabei entsteht ein spürbarer, aber auf keinen Fall schmerzhafter Dehnreiz im Bereich der vorderen Kapsel und in den Muskeln des Schultergelenks sowie in der Brustmuskulatur.

2 Halten Sie die gestreckten Arme gerade hinter den Rücken. Die Hände sind zur Faust geballt. Ziehen Sie die Hände in Richtung Boden, und richten Sie dabei die Schultern auf. Halten sie diese Dehnung 20 Sekunden. Diese Übung ist am besten im Stand auszuführen.

Dehnung der Armmuskulatur (Übung 2)

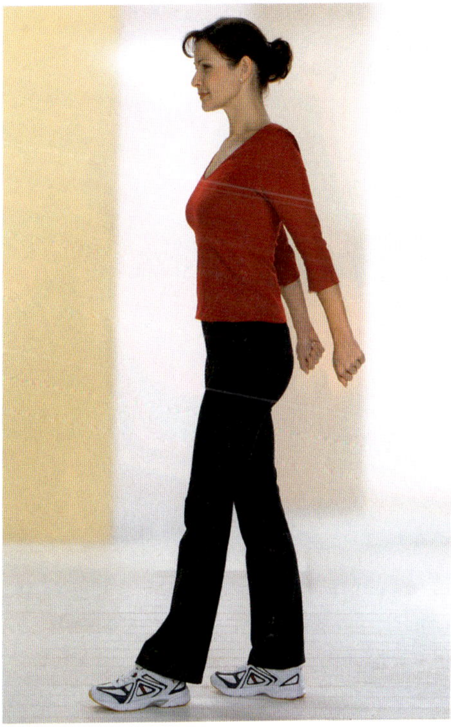

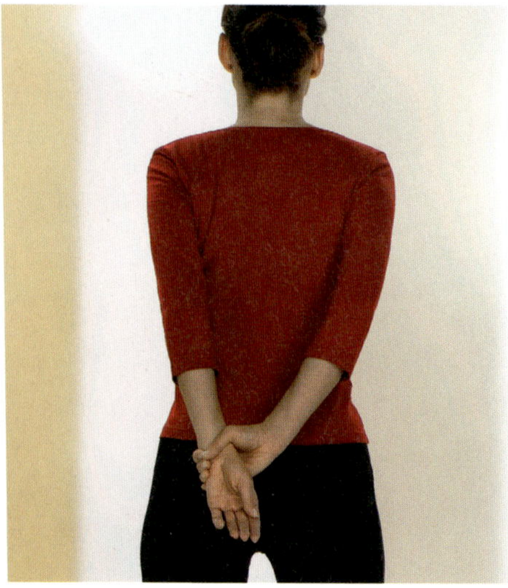

Dehnung der abspreizenden Muskulatur

Halten Sie den Arm der betroffenen Seite auf den Rücken. Mit der Hand der Gegenseite greifen Sie das Handgelenk des auf dem Rücken liegenden Arms und ziehen ihn 20 Sekunden in Richtung Gegenseite.

Dehnung der anspreizenden Muskulatur

Strecken Sie den Arm senkrecht nach oben, und beugen Sie ihn dann im Ellenbogen. Hierdurch fällt Ihr Unterarm hinter den Kopf. Dann fassen Sie mit der gegenseitigen Hand an die Außenseite des erhobenen Ellenbogens und drücken diesen 20 Sekunden in Richtung der gegenseitigen Schulter hinter Ihrem Nacken entlang.

Oben: Dehnung der abspreizenden Armmuskulatur
Unten links: Dehnung der anspreizenden Armmuskulatur
Unten rechts: Dehnung der nach vorn anhebenden Armmuskulatur

Dehnung der nach vorn anhebenden Muskulatur

Setzen Sie sich auf den Boden, und stützen Sie sich mit den Händen hinter dem Oberkörper ab; die Finger zeigen nach hinten. Schieben Sie das Gesäß langsam nach vorn, und zählen Sie dabei langsam bis 20.

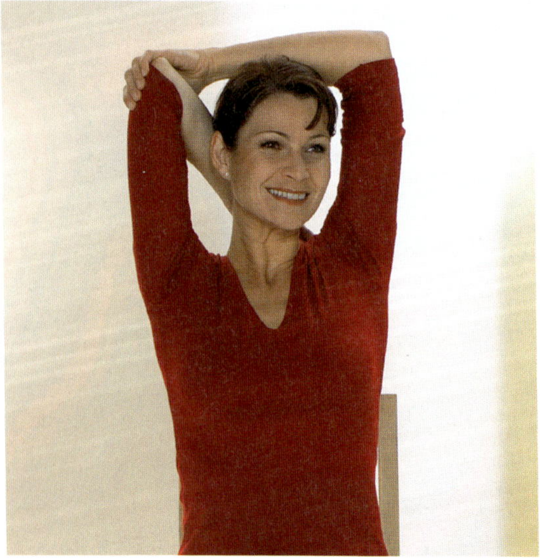

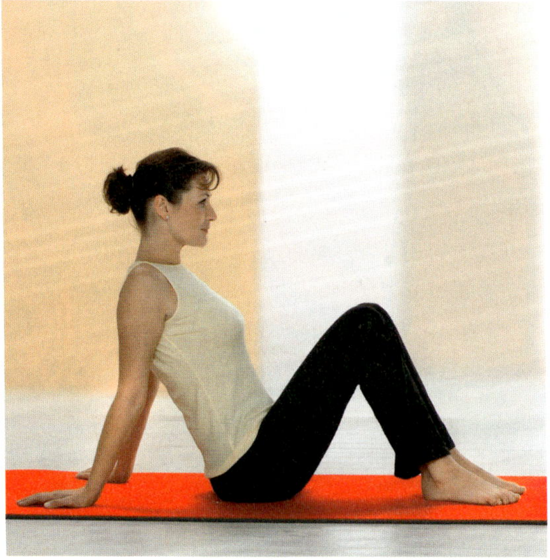

Dehnung der nach hinten anhebenden Muskulatur

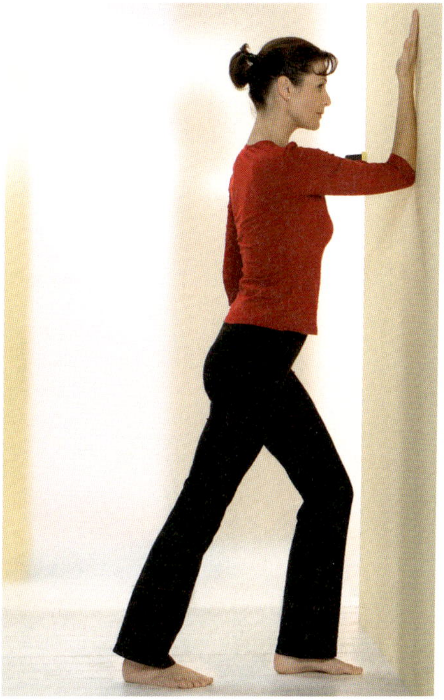

Dehnung der nach hinten anhebenden Armmuskulatur (Übung2)

1 Beugen Sie den hängenden Arm im Ellenbogen. Ziehen Sie dann den Oberarm senkrecht nach oben. Die nach vorn zeigende Rückseite des Oberarms drücken Sie nun durch Vorbeugen des Oberkörpers 20 Sekunden möglichst fest gegen eine Wand. Sie spüren die Dehnung an der Rückseite von Schultergelenk und Oberarm.

2 Die Ausgangsstellung ist der aufrechte Stand. Stellen Sie sich einen halben Meter von einer Wand entfernt hin, sodass Ihre rechte Körperseite zur Wand zeigt. Heben sie den rechten Arm, und berühren Sie mit der gesamten Breite Ihres kleinen Fingers und des Unterarms die Wand. Die Handfläche zeigt nach vorn und nicht Richtung Wand. Der Arm bildet dadurch eine hohe Diagonale.

Lehnen Sie sich nun ein wenig auf den Unterarm. Um die Dehnung zu intensivieren, müssen Sie noch etwas weiter die Wand hinaufgleiten. Dabei spüren Sie die Dehnung im rückwärtigen Unterarm. Sie können Ihren gesamten Körper noch ein paar Grad nach links drehen, damit bewirken Sie auch eine verstärkte Dehnung. Halten Sie die Position für 20 Sekunden und wechseln dann die Seite.

Stufe 3: Kräftigung der nach außen drehenden Muskulatur

Einfache Übung bei starken Schmerzen: Sie liegen auf dem Rücken auf dem Boden, die Beine sind leicht angewinkelt. Nun legen Sie die Hände auf den Bauch und beugen dabei das Ellenbogengelenk rechtwinklig, die Oberarme bleiben seitlich neben dem Körper liegen. Ballen Sie die Hände zunächst zur Faust, strecken Sie dann die Finger und führen beide Hände nach außen, mit den Handrücken nach unten, in Richtung Boden. Die Ellenbogen bleiben dabei rechtwinklig gebeugt. Gehen Sie zurück in die Ausgangsstellung, schließen Sie die Hände wieder zur Faust, und wiederholen Sie diese fließende Bewegung achtmal.

Beschwerden in der Schulter strahlen oft in die Halswirbelsäule, die Arme und Hände aus, weshalb diese Übungen auch hierfür günstig sind.

Wenn kein elastisches Band zur Hand ist, genügt auch manchmal die Vorstellung, ein solches zu halten oder zu führen, um den gewünschten Effekt zu verbessern.

Übung bei geringen Beschwerden

1 Beugen Sie den hängenden Arm im Ellbogengelenk rechtwinklig. Dann den Oberarm achtmal nach außen drehen, indem Sie die Hände bei anliegendem Oberarm zur Seite wegdrücken. Diese Übung mit beiden Armen gleichzeitig durchführen. Der Trainingseffekt kann durch ein elastisches Band zwischen den Händen verstärkt werden. Achten Sie darauf, dass Sie sich nicht aus Versehen überlasten.

2 Verschränken Sie die Arme hinter dem Kopf bzw. Nacken. Dehnen Sie achtmal die Ellenbogen seitlich möglichst weit nach hinten, ohne sich zu verspannen.

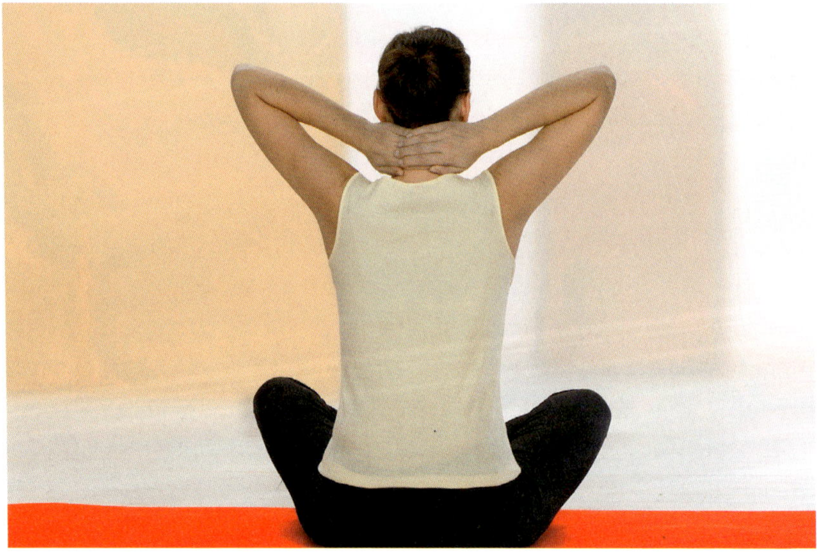

Erleichterung der Beschwerden im Arm (Übung 2)

Kräftigung der nach innen drehenden Muskulatur

1 Stehen Sie mit dem Rücken an einer Wand. Führen Sie den Arm wie zum Binden einer Schürze hinter den Rücken und drücken die zur Wand zeigende Innenfläche der Hand gegen die Wand. Halten Sie die Spannung 8 Sekunden.

Sie können Ihre Arme auch in eine U-Haltung bringen, indem Sie Ihre Oberarme bis zur Waagerechten zur Seite anheben. Beugen Sie nun die Arme im Ellenbogengelenk rechtwinklig ab, die Handflächen zeigen nach vorn. Klappen Sie dann die Unterarme achtmal nach vorn, die Fingerspitzen zeigen Richtung Boden, die Oberarme bleiben angehoben. Diese Bewegungsabläufe sind bei einer Arthrose des Schultergelenks häufig eingeschränkt und sollten daher intensiv trainiert werden.

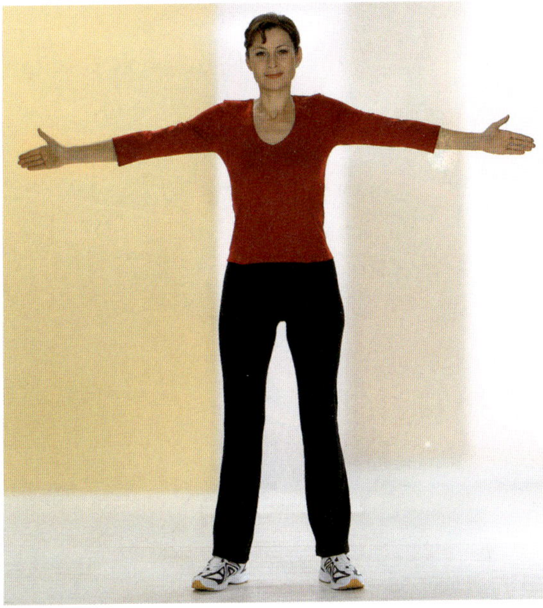

Kräftigung der nach innen drehenden Armmuskulatur (Übung 2)

2 Die Ausgangsstellung ist der aufrechte Stand. Heben Sie die Arme seitlich in die Horizontale bis auf Schulterhöhe. Die Handflächen zeigen nach vorn, die Daumen nach oben. Führen Sie jeden der folgenden Schritte achtmal durch.
Erster Schritt: Während die Oberarme in Ihrer Position bleiben, bewegen sich die Unterarme langsam nach vorn. Sie können den Unterarm über 90 Grad beugen, dies muss aber nicht sein.
Zweiter Schritt: Gehen Sie zurück in die Ausgangsposition. Die Übung wird erschwert, indem Sie sich auf Ihre Oberarme konzentrieren, die ganz ruhig gehalten werden müssen.
Eine einfache Variationsmöglichkeit: Sie können die Unterarme im Ellenbogen nach unten oder nach oben bewegen, so wird ein rechter Winkel mit dem Oberarm gebildet. Dabei werden Hand- und Unterarmstellung leicht verändert, was die Übung noch effektiver macht.

Kräftigung der abspreizenden Muskulatur

1 Heben Sie einen oder beide Arme gestreckt seitlich bis zur Waagerechten an, der Daumen zeigt nach oben. Diese Übung sollten Sie achtmal wiederholen. Dabei können Sie zur Verstärkung des Effekts leichte Hantelgewichte anheben. Wichtig ist es, darauf zu achten, dass die Schultern nicht automatisch hochgezogen werden, um Verspannungen zu vermeiden.

Alle Übungen sind Teil einer schonenden Gymnastik, die auf Beweglichkeit und Leistungsfähigkeit zielt.

2 Stellen Sie sich in einen Türrahmen, und versuchen Sie, 8 Sekunden lang mit den Händen auf beiden Seiten gegen den Rahmen zu drücken.

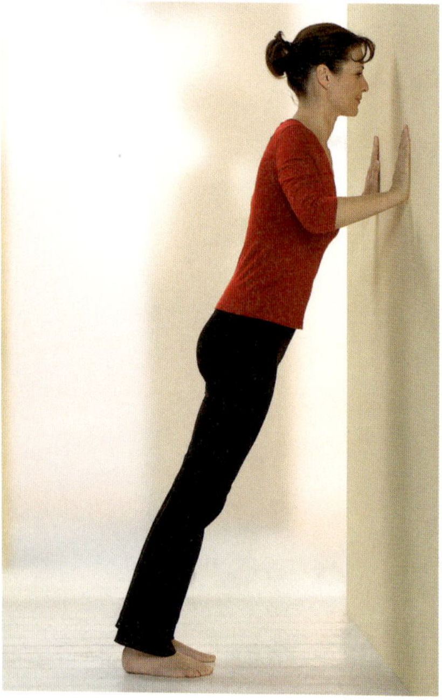

Kräftigung der anspreizenden Muskulatur

1 Führen Sie die Handflächen vor der Brust zusammen, die Oberarme liegen am Körper an. Dann drücken Sie sie kräftig zusammen und halten die Spannung 8 Sekunden lang. Zur Erhöhung des Trainingseffekts können Sie einen Softball zusammendrücken.

2 Machen Sie acht Liegestütze aus dem Stand gegen eine Wand. Dazu stellen Sie sich mit gestreckten Armen vor der Wand auf. Stützen Sie sich mit den Handflächen ab, und beugen Sie sich mit geraden Beinen unter Anwinkeln der Ellenbogen nach vorn gegen die Wand. Dabei berührt die Nasenspitze die Wand.

Kräftigung der nach vorn anhebenden Muskulatur

Oben: Kräftigung der anspreizenden Armmuskulatur (Übung 2)
Unten: Kräftigung der nach vorn anhebenden Armmuskulatur (Übung 1)

1 Bei Schmerzen: Heben Sie die gerade nach vorn gestreckten Arme mit gefalteten Händen achtmal nach oben an, im Idealfall bis über den Kopf in die Senkrechte. Hierbei kann der gesunde Arm den schmerzhaften gut unterstützen.

2 Für Fortgeschrittene: Heben Sie den seitlich neben dem Körper hängenden Arm gestreckt achtmal nach vorn bis zur Waagerechten an. Den Kräftigungseffekt kann ein Hantelgewicht oder ein elastisches Band zwischen Fuß und Hand verstärken.

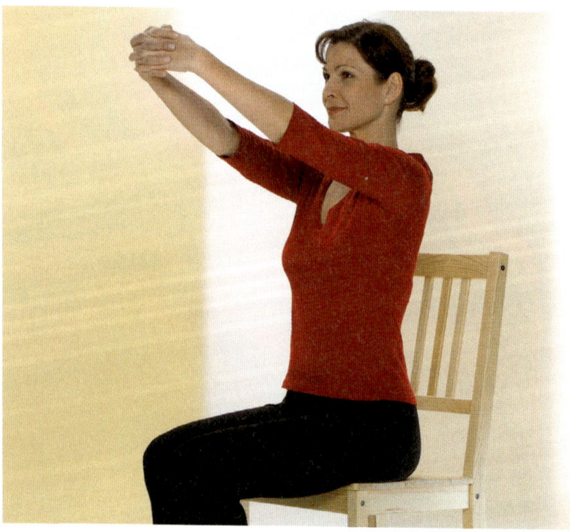

3 Für Fortgeschrittene: Überkreuzen Sie die geraden Arme mit zur Faust geballten Händen vor dem Oberkörper. Bewegen Sie nun Ihre gekreuzten, gestreckten Arme bis auf Schulterhöhe. Öffnen Sie Ihre Arme, und führen Sie sie am Kopf vorbei in Richtung Decke. Wenn Sie diese Position erreicht haben, werden die Hände geöffnet und die Finger gestreckt. Die Daumen zeigen nach hinten. Dann führen Sie die Arme wieder in die anfangs genannte Stellung zurück. Wiederholen Sie diese Übung achtmal.

Kräftigung der nach hinten anhebenden Muskulatur

1 Strecken Sie einen oder beide Arme nach hinten und halten diese Position für 8 Sekunden mit Muskelanspannung. Wenn Sie im Anfangsstadium die Hände hinter dem Rücken zusammenfalten, kann der gesunde Arm den schmerzhaften unterstützen.

2 Legen Sie eine Hand hinter den Kopf auf die zum Arm gehörige Schulter. Während der Oberarm nah am Kopf bleibt, bewegt sich der Unterarm achtmal beugend und streckend in Richtung Decke. Diese Übung kann mit einer leichten Hantel ausgeführt werden.

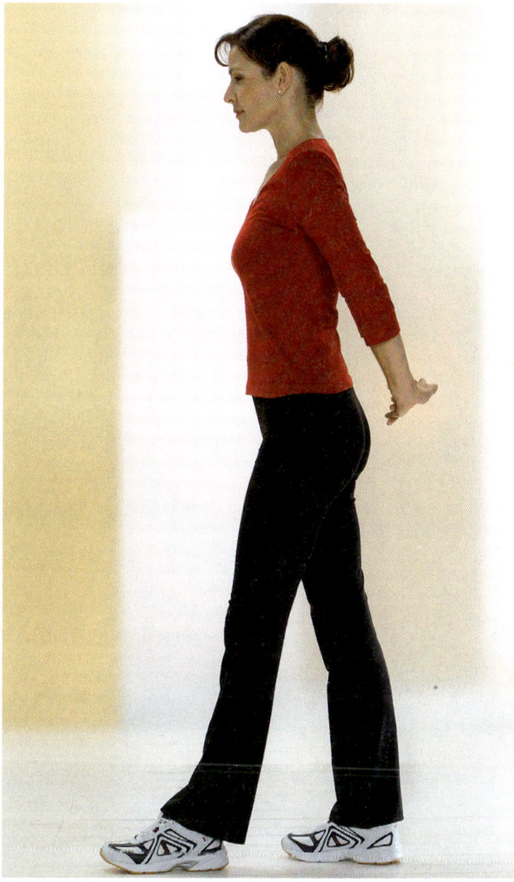

Kräftigung der nach hinten anhebenden Muskulatur (Übung 1)

Aktivprogramm 4: Übungen für die Hüfte

Die Hüftgelenke sind am häufigsten von der Arthrose betroffen. In einem Viertel aller Fälle ist ihre Ursache unbekannt. Die Arthrose des Hüftgelenks kann sich aus nicht ausgeheilten Hüftgelenkserkrankungen, einer angeborenen Hüftluxation (Fehlentwicklung der Hüftgelenkpfanne) oder der Lösung der Wachstumsfuge während der Pubertät entwickeln.

Hieraus entstehen – neben der fehlerhaften Ausbildung des Hüftkopfs oder der Hüftpfanne – zusätzliche Achsenfehlstellungen des Schenkelhalses. Dies führt zu einer dauernden Fehlbelastung im Hüftgelenk. Übergewicht und häufige Überbelastung verschlimmern die Beschwerden und beschleunigen den Verschleiß dieses Gelenks.

Symptome

Auf den beiden Kugelgelenken der Hüfte lastet das Körpergewicht beim Stehen. Sie müssen auch die Stöße beim Laufen abfangen.

Wer bei größeren Anstrengungen vorübergehend Hüftschmerzen verspürt, leidet bereits unter den Anfängen einer Hüftgelenksarthrose. Typisch sind auch Schmerzen, die etwa 5 bis 6 Minuten nach dem Aufstehen andauern, als sei das Gelenk »eingerostet«.

Im fortgeschrittenen Stadium lassen die Schmerzen auch im Ruhezustand und nachts nicht mehr nach. Sie konzentrieren sich vor allem in der Leistengegend und im Oberschenkel. Im Spätstadium kann es zum Hinken kommen, weil dann die Beweglichkeit der Hüfte schmerzhaft eingeschränkt ist.

Von der Arthrose ist das Beschwerdebild einer sogenannten schnappenden Hüfte (Coxa saltans) zu unterscheiden, die besonders bei jüngeren Frauen auftritt. Dabei spürt man nach Belastungen Schmerzen an den Hüftknochen, manchmal macht sich ein schnappendes Reiben bemerkbar. Diese Beschwerden können mit dem Aktivprogramm der physikalischen Therapie und mit dem Auflegen von Eisbeuteln behandelt werden.

Vorbeugende Maßnahmen

Schmerzen in den Hüft- und Kniegelenken hängen oft zusammen. Für das Gehtraining eignen sich nur ebene Strecken, Jogging ist höchstens auf weichem Untergrund, z. B. Waldboden, möglich.

Übergewicht vermeiden ist die beste Vorbeugung. Ferner das Motto beherzigen: »So wenig Belastung wie nötig, so viel Bewegung wie möglich.« Im Beruf sollte man zwischen sitzender, gehender und stehender Tätigkeit wechseln.

Sport hilft bei Arthrose der Hüftgelenke. Es gibt sogar bestimmte Sportarten, die eine Hüftgelenkarthrose verhindern helfen.

Sportarten, die erlaubt sind:

- Schwimmen (vorzugsweise in warmem Wasser)
- Radfahren
- Zielgerichtete Gymnastik

Sportarten, die nicht erlaubt sind:

- Sprung- und Laufsportarten
- Squash, Badminton, Tennis
- Skiabfahrtslauf

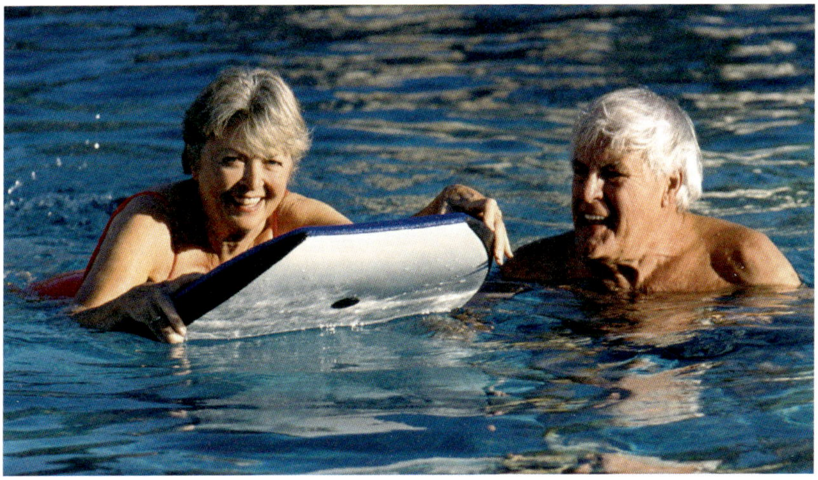

Schwimmen, vor allem in gut angewärmtem Wasser, ist für Arthrosepatienten besonders zu empfehlen.

Schmerzen wirksam lindern

Wärme ist zur Linderung der Schmerzen in der Hüfte das beste Mittel. Schon das Tragen von Thermounterwäsche ist ausreichend. Die Schuhe sollten Pufferabsätze oder Einlagen haben, weil so Stöße wirksam abgefedert werden. Im Spätstadium der Erkrankung kann man sich zur Entlastung auf einen Gehstock auf der gesunden Seite stützen sowie eine Toilettensitzerhöhung einrichten. Zur Erleichterung der Belastung im Stehen gibt es im Sanitätshandel eine spezielle Stehhilfe, die einem Barhocker ähnelt.

Bergsteigen ist für Personen mit Hüftarthrose ungeeignet, es sei denn, man gewöhnt sich daran, auf zwei Stöcke gestützt zu wandern.

Übungen

Dehnung und Kräftigung sollten möglichst schonend für die Gelenke im Bereich der Lendenwirbelsäule und für das Kniegelenk ausgeführt werden. Am besten werden die Übungen im Liegen oder in einem temperierten Bewegungsbad ausgeführt.

Stufe 1: Muskelerwärmung und -lockerung

1 Hierzu empfiehlt sich das Pendeln des hängenden Beins nach vorn und hinten. Stellen Sie sich dazu auf die gesunde Seite, die kranke Seite des Beckens heben Sie leicht an und halten sich am besten mit der Hand der gesunden Seite z. B. an einem Türrahmen fest. Fortgeschrittene können den Fuß auch in Achterschleifen pendeln oder kreisen lassen.

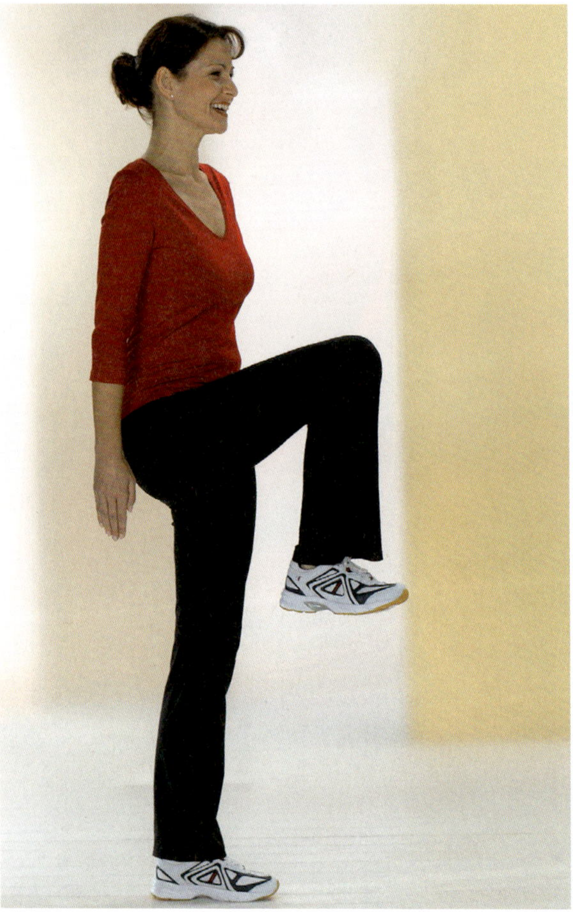

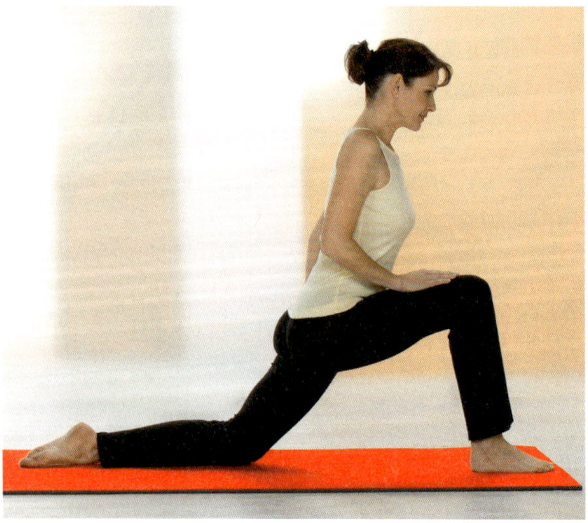

Stufe 2: Dehnung der beugenden Muskulatur

1 Legen Sie sich auf den Bauch, und winkeln Sie das Kniegelenk der betroffenen Seite ab, indem Sie den Unterschenkel gegen das Gesäß anbeugen. Dann umgreifen Sie mit beiden Händen den Fußrücken und drücken ihn 20 Sekunden gegen das Gesäß. Sie spüren den Dehnreiz an der Vorderseite des Hüftgelenks und der Oberschenkelmuskulatur.

Verstärken Sie den Dehneffekt, indem Sie das Becken gegen die Unterlage drücken.

2 Machen Sie einen großen Ausfallschritt nach vorn, und gehen Sie in die Knie. Stützen Sie sich dabei mit den Händen auf dem Oberschenkel ab, und strecken Sie das Bein der zu dehnenden Seite gerade nach hinten weg. Vermeiden Sie jedoch ein zu starkes Hohlkreuz. Sie erzielen damit zugleich einen Dehneffekt der vorderen Hüftgelenkkapsel und der beugenden Muskulatur.

3 Heben Sie Ihr zu trainierendes Bein so an, dass der Winkel von Ober- und Unterschenkel 90 Grad beträgt. Die Hände sind am Becken abgestützt. Richten Sie Ihr Becken auf. Halten Sie diese Dehnung 20 Sekunden lang.

Das Standbein ist dabei leicht gebeugt (Sie stehen nicht im Gelenk, sondern lassen die Muskulatur arbeiten).

Dehnung der nach hinten streckenden Muskulatur

1 Legen Sie sich auf den Rücken, und beugen Sie das betroffene Hüft- und Kniegelenk, indem Sie das Bein anziehen. Dann umgreifen Sie mit beiden Händen Ihr Schienbein und drücken es 20 Sekunden gegen Ihre Brust. Sie können den Dehneffekt verstärken, indem Sie im Kniegelenk nicht abbiegen, sondern das senkrecht nach oben gestreckte Bein zu sich heranziehen. Die Fußspitze ist dabei Richtung Nase gezogen, die Ferse zeigt zur Decke.

2 Sie befinden sich im stabilen aufrechten Stand. Das Standbein ist dabei leicht gebeugt. Das zu dehnende Bein ist weit nach vorn gestreckt und auf die Ferse gestellt. Die Fußspitze ist angezogen. Um die Dehnung zu verstärken, wird das Gesäß weit nach hinten geschoben. Bleiben Sie für 20 Sekunden in dieser Haltung.

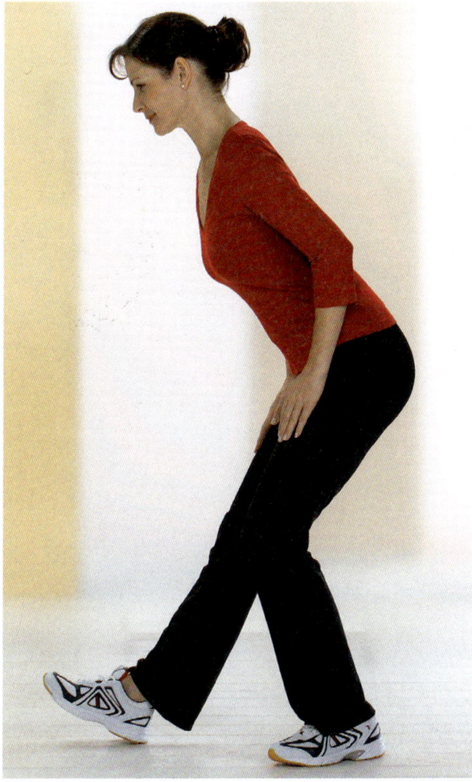

Dehnung der nach hinten streckenden Muskulatur (Übung 2)

Dehnung der anspreizenden Muskulatur

1 Legen Sie sich auf den Rücken, beide Beine senkrecht nach oben gestreckt. Dann spreizen Sie die Beine zur Seite nach außen und drücken unterstützend mit den Händen gegen die Innenseite der Oberschenkel. Diese Stellung sollten Sie nun 20 Sekunden lang halten. Angenehm ist es auch für Sie, wenn Sie diese Übung an einer Wand ausführen.

2 Die Ausgangsstellung ist der Grätschstand. Versuchen Sie bei der Ausgangsposition, die Beine so weit zu grätschen, dass Sie einen leichten Zug auf der Oberschenkelinnenseite spüren. Verlagern Sie nun im Grätschstand das Gewicht von einem Bein auf das andere.

Die Hände sind entweder an einer Stuhllehne oder am Becken aufgestützt. Der Oberkörper ist senkrecht. Bleiben Sie auf jeder Seite 20 Sekunden lang in dieser Haltung.

Linke Seite
Oben: Dehnung des Beinbeugers (Übung 3)
Unten: Dehnung des Beinbeugers (Übung 2)

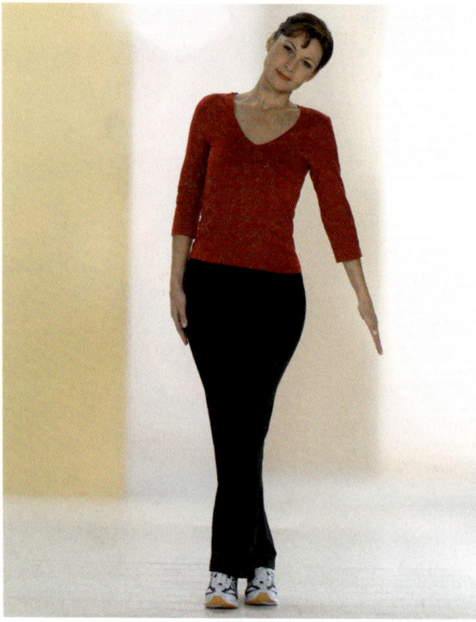

Dehnung der abspreizenden Muskulatur (Übung 2)

Dehnung der abspreizenden Muskulatur

1 Setzen Sie sich mit ausgestreckten Beinen auf den Boden. Ziehen Sie das kranke Bein an, und setzen Sie den Fuß über den ausgestreckten Oberschenkel der gesunden Seite. Anschließend drehen Sie den Oberkörper in Richtung des kranken Hüftgelenks und drücken 20 Sekunden mit dem Ellenbogen gegen die Außenseite des überkreuzten, angewinkelten Oberschenkels.

2 Die Ausgangsstellung ist der aufrechte Stand. Kreuzen Sie Ihr zu dehnendes Bein hinter das andere Bein. Der Oberkörper geht in eine Seitenneigung zum gekreuzten Bein hin. Halten Sie diese Position 20 Sekunden lang.

Während der Übungen entwickelt sich rasch ein Gefühl für den vorsichtigen Umgang mit den Gelenken.

Dehnung der nach außen drehenden Muskulatur

1 Diese Übung belastet Bänder und Menisken des Kniegelenks, deshalb sollte die Übung bei Kniegelenkverletzungen oder gleichzeitigen Kniegelenkbeschwerden nur nach Rücksprache mit dem behandelnden Arzt durchgeführt werden.
Legen Sie sich auf den Rücken, und winkeln Sie beide Beine an. Nun legen Sie den Fuß der erkrankten Seite für 20 Sekunden auf den

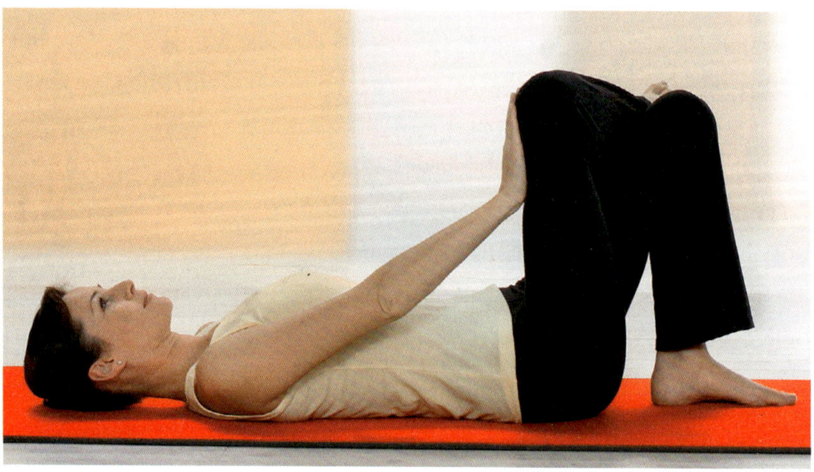

Dehnung der nach außen drehenden Muskulatur (Übung 1)

Oberschenkel der gesunden Seite. Durch diesen einseitigen Schneidersitz in Rückenlage drehen Sie Ihr Hüftgelenk nach außen und dehnen die eingesteiften Muskeln und Kapselbandstrukturen des Hüftgelenks. Um den Dehneffekt zu verstärken, können Sie auf das Kniegelenk der erkrankten Seite drücken.

Oben: Dehnung der Abduktoren (Übung 2). Unten: Dehnung der nach innen drehenden Muskulatur (Übung 1)

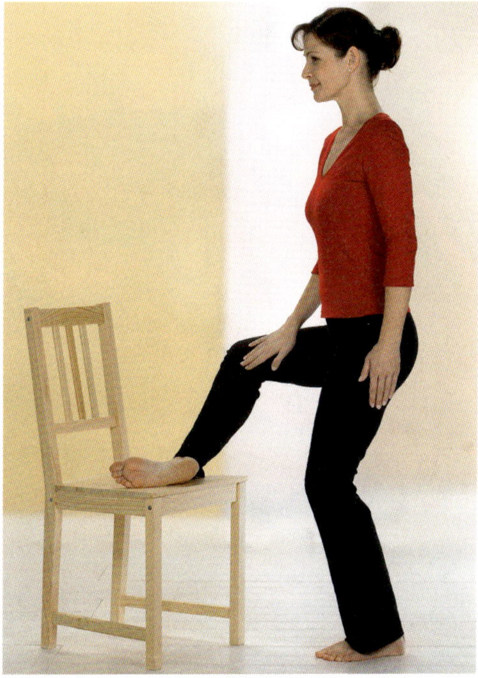

2 Die eben beschriebene Übung kann auch im Stand ausgeführt werden. Legen Sie Ihr zu dehnendes Bein leicht abgewinkelt mit der Außenkante des Fußes auf einem Stuhl ab. Versuchen Sie sanft, das zum Boden zeigende Knie 20 Sekunden lang nach unten zu drücken. Um die Dehnung zu intensivieren, legen Sie die Handfläche von der Seite des zu dehnenden Beines auf die innere Knieseite und drücken sie nach unten. Das Standbein bleibt leicht gebeugt.

3 Für den Alltag: Die soeben besprochene Übung können Sie wunderbar während einer Wanderung ausführen. Anstatt das Bein auf einen Stuhl zu legen, benutzen sie einen größeren stabilen Stein oder einen der zahlreichen herumliegenden Baumstämme als Ablagefläche.

Dehnung der nach innen drehenden Muskulatur

1 Auch diese Übung sollten Sie nur nach Rücksprache mit Ihrem Arzt durchführen. Setzen Sie sich auf den Boden, und stützen Sie sich mit den Händen hinter dem Rücken ab. Neigen Sie sich leicht auf die gesunde Seite, und biegen Sie das Bein der erkrankten Seite im Kniegelenk so ab, dass Sie es leicht nach innen drehen und die Ferse in Richtung Gesäß ziehen können. Das Bein bleibt dabei auf dem Boden liegen. Halten Sie diese Position 20 Sekunden.

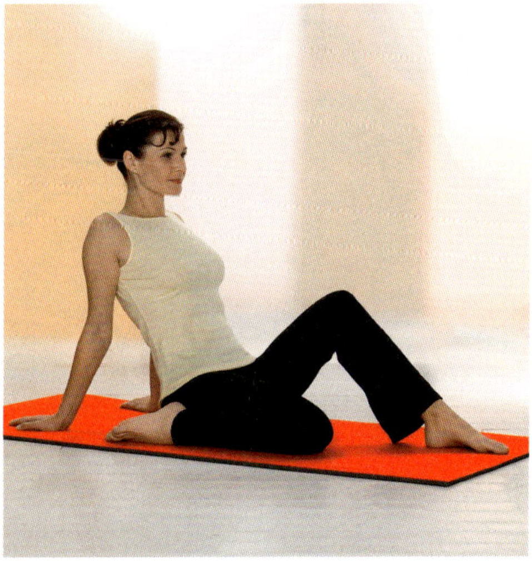

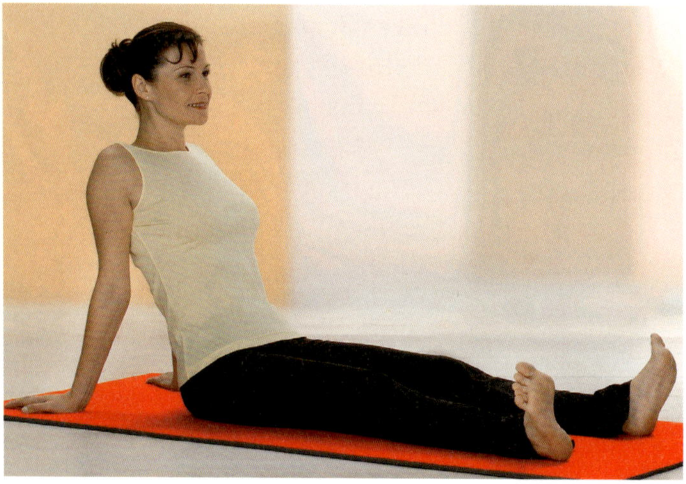

Dehnung der nach innen drehenden Muskulatur (Übung 2 oben)

2 Die Ausgangsstellung ist der Langsitz auf den Boden. Drehen Sie Ihre Beine achtmal locker nach außen und nach innen, wie eine Scheibenwischerbewegung.

Stufe 3: Kräftigung der beugenden Muskulatur

1 Legen Sie sich für diese einfache Übung auf den Rücken, und stellen Sie ein Bein an. Drücken Sie für rund 8 Sekunden mit größtmöglicher Kraft mit der Hand gegen die weitere Beugung des Beines im Hüftgelenk.

2 Sie liegen auf dem Rücken, das Bein ist ausgestreckt. Sie heben es ungefähr 10 Zentimeter an, ziehen dann die Zehenspitzen an und halten Ihr Bein 8 Sekunden in der Luft. Ebenso können Sie Ihr gestrecktes Bein achtmal bis zur Senkrechten anheben. Wenn Sie etwas geschult sind, beugen und strecken Sie Ihre Beine, indem Sie aus dem Stand achtmal in die Hocke gehen, ähnlich wie bei der Abfahrt auf Skiern. Gehen Sie dabei nicht zu tief in die Knie, und strecken Sie die Beine nicht ganz durch, das schont die Kniegelenke.

Kräftigung der nach hinten streckenden Muskulatur

1 Legen Sie sich auf den Rücken, und strecken Sie die Beine aus. Spannen Sie nun die Gesäßmuskeln an, und pressen Sie die Kniekehle der betroffenen Seite gegen den Boden. Ziehen Sie Ihre Zehen an, und halten Sie die Spannung in Gesäß und Bein 8 Sekunden lang.

Wichtig ist, dass Sie alle Übungen langsam und möglichst vorsichtig durchführen. Dann ist der positive Effekt am größten.

2 Legen Sie sich ausgestreckt auf den Bauch, heben Sie das gestreckte Bein ca. 10 Zentimeter an, und halten Sie die Spannung 8 Sekunden. Oder heben Sie das Bein achtmal hoch. Vermeiden Sie dabei ein Hohlkreuz.

Achtung: Treten bei dieser oder bei anderen Hüftübungen Beschwerden im Rücken auf, sollten Sie auf eine korrektere Ausführung achten oder diese Übung nicht machen.

3 Stellen Sie sich aufrecht hin. Bewegen Sie das zu trainierende Bein achtmal gerade nach hinten. Der Unterbauch bleibt dabei angespannt. Diese Übung kann auch mit einem Gymnastikband oder einer Gewichtsmanschette unterstützt werden.

4 Für Fortgeschrittene: Legen Sie sich mit Bauch und Brust auf einen Stuhlsitz oder einen großen Gymnastikball, sodass Sie sich bequem auf Händen und Knien abstützen können. Dann heben Sie ein Bein bzw. den Oberschenkel mit abgewinkeltem Kniegelenk achtmal bis zur Waagerechten an. Durch Einhängen eines leichten Hantelgewichts am Fuß verstärken Sie den Kräftigungseffekt.

Kräftigung der Beinstrecker (Übung 4)

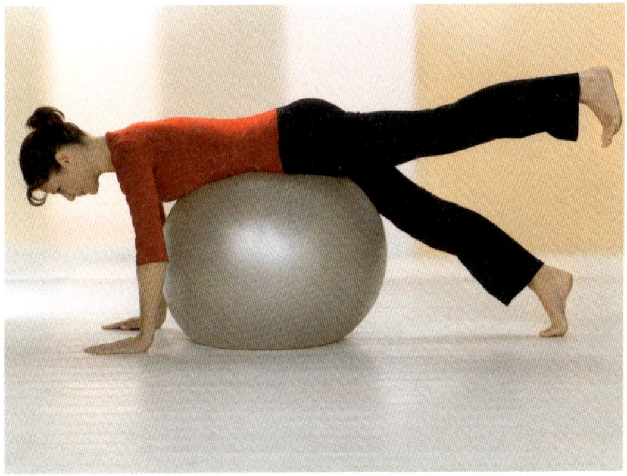

5 Für Fortgeschrittene: Legen Sie sich auf den Rücken, und stellen Sie die Beine durch Beugung im Kniegelenk auf. Drehen Sie die abgewinkelten und abgespreizten Arme nach oben, sodass die Handflächen zur Decke zeigen. Schieben Sie nun Ihr Becken nach oben, bis die Hüften gerade gestreckt sind, aber kein übermäßiges Hohlkreuz und keine Belastung der Wirbelsäule entsteht. Stützen Sie sich dabei nur mit den Füßen und der Schulterpartie ab. Heben und senken Sie das Becken achtmal.

Die Hüftstreckung erlaubt einen Bewegungsfreiraum von etwa zehn Grad, bei Vergrößerung der Gradzahl kommt es zu einer weiterlaufenden Bewegung ins Hohlkreuz.

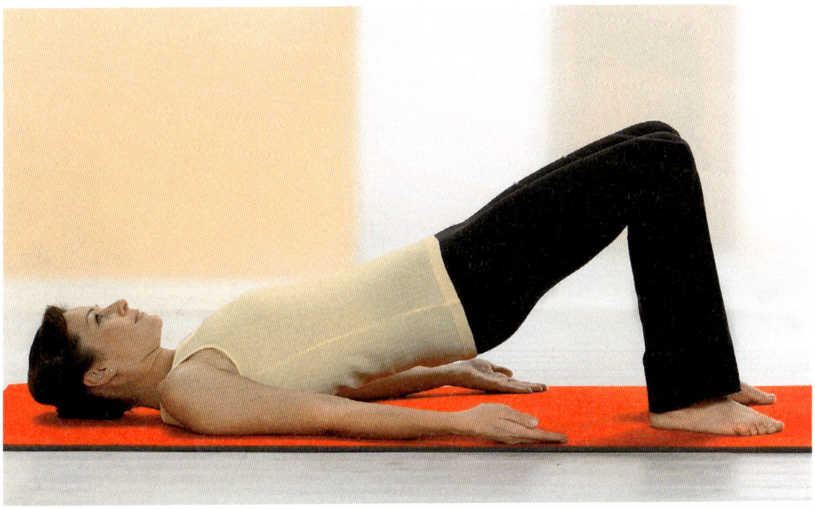

Kräftigung der Beinstrecker (Übung 5)

Kräftigung der anspreizenden und nach innen drehenden Muskulatur

Durch Ziehen am gebeugten Bein bringt man die Muskulatur der hinteren Oberschenkel dazu, mit Spannung zu entgegnen.

1 Setzen Sie sich auf den Boden, winkeln Sie beide Beine an, und klemmen Sie dann einen Ball aus Schaumstoff oder ein härteres Kissen zwischen die Kniegelenke. Drücken Sie sie kräftig zusammen, und halten Sie die Spannung 8 Sekunden.

2 Legen Sie sich bequem in Seitenlage, und schieben Sie den unten liegenden Arm unter das Ohr. Drücken Sie das obere Bein leicht nach hinten, und heben Sie nun das untere gestreckte Bein achtmal an. Das oben liegende Bein kann auch im rechten Winkel vor dem Körper platziert werden.

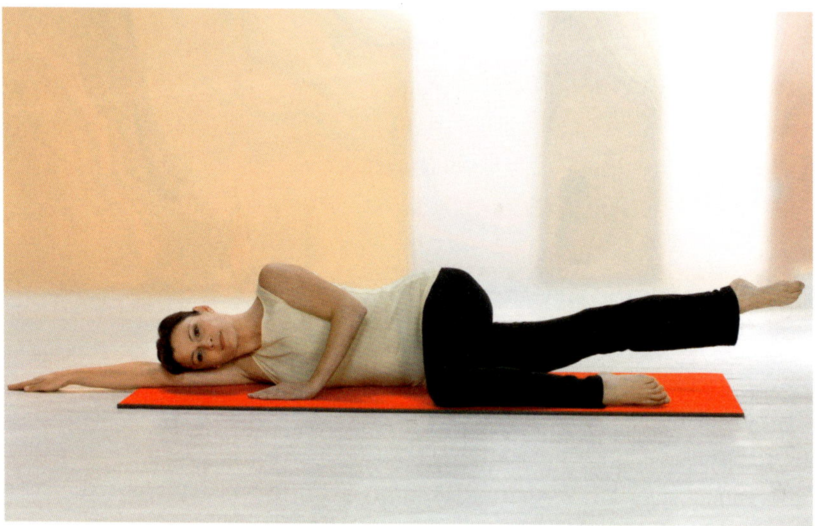

Kräftigung der nach innen drehenden Muskulatur (Übung 2)

3 Die Ausgangsstellung ist der aufrechte Stand. Das linke Bein ist das Standbein. Das rechte Bein wird auf die Ferse gestellt, der Fuß ist dabei angewinkelt. Nun lösen Sie die Ferse vom Boden und führen das gestreckte rechte Bein diagonal über die linke Fußaußenseite. Das rechte Bein ist dabei aus der Hüfte nach außen gedreht. Wiederholen Sie die Übung achtmal.

4 Legen Sie sich auf den Rücken. Die Beine sind zur Kerze ausgestreckt. Pressen Sie die Innenseite der Fersen aneinander, dabei die Beine achtmal beugen und strecken. Durch den Druck der Fersen wird die innere Beinseite bearbeitet.

Kräftigung der abspreizenden Muskulatur

Die »magische Zahl« Acht für die Wiederholungen und für das Halten der Endposition ist ein Erfahrungswert und bietet ein Optimum an Wirkung. Mehr Wiederholungen bringen keinen zusätzlichen Erfolg.

1 Legen Sie sich ausgestreckt auf die Seite, die unten liegende Hand unter das Ohr gelegt. Dann heben Sie das oben liegende Bein gerade ausgestreckt achtmal an. Mit einem elastischen Band zwischen den Sprunggelenken können Sie den kräftigenden Effekt verstärken. Wenn Sie mit einem Partner üben, setzen Sie sich mit angewinkelten Beinen auf dem Boden einander gegenüber hin, und stützen Sie sich hinter dem Rücken mit den Händen ab. Schieben Sie nun Ihre Beine zwischen die Beine Ihres Partners, und pressen Sie diese gegen den Widerstand seiner Beine 8 Sekunden auseinander.

2 Gehen Sie in den Unterarmstütz. Bewegen Sie achtmal das angewinkelte Bein nach außen und oben. Der Oberschenkel soll bis zur Waagerechten gebracht werden. Das Knie darf weder nach unten noch nach oben zeigen. Darauf achten, dass Sie nicht ins Hohlkreuz fallen und dass der Körper nicht zur Seite kippt.

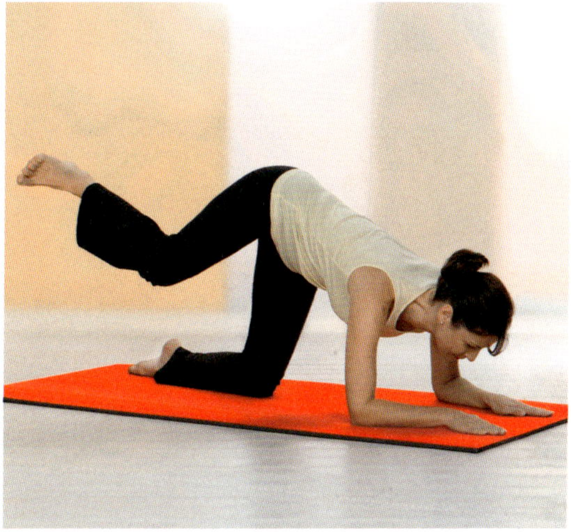

Kräftigung der abspreizenden Muskulatur (Übung 2)

3 Für Fortgeschrittene: Sie nehmen die gleiche Ausgangsstellung wie zuvor ein. Das Bein ist rechtwinklig abgehoben. Strecken Sie den Unterschenkel aus. Das Knie zeigt noch immer nach vorn. Heben Sie das gestreckte Bein etwas nach oben, und halten Sie es für 8 Sekunden in der Höhe. Gehen Sie nun mit dem gestreckten Bein in die Waagrechte zurück, stellen es aber noch nicht ab. Das noch immer gestreckte Bein wird ein paar Zentimeter nach vorn geführt und 8 Sekunden gehalten. Dann bringen Sie Ihr Bein in die Ausgangsstellung zurück und wiederholen die Übung auf der anderen Seite.

Kräftigung der nach außen drehenden Muskulatur

1 In bequemer Seitenlage liegend, winkeln Sie das obere Bein ganz ab. Mit der oben liegenden Hand fassen Sie auf das gebeugte Kniegelenk. Nun drücken Sie das Kniegelenk nach oben gegen die Hand und halten die Spannung 8 Sekunden lang.

2 Legen Sie sich auf eine Seite. Der oben liegende Arm ist vor dem Bauchnabel abgestützt. Das untere Bein ist ausgestreckt. Der Fuß ist angezogen, das obere Bein ist abgehoben und abgewinkelt. Drehen Sie nun im Wechsel das obere Bein mit dem Knie bodenwärts, dann mit der Ferse. Wiederholen Sie diesen Ablauf achtmal.

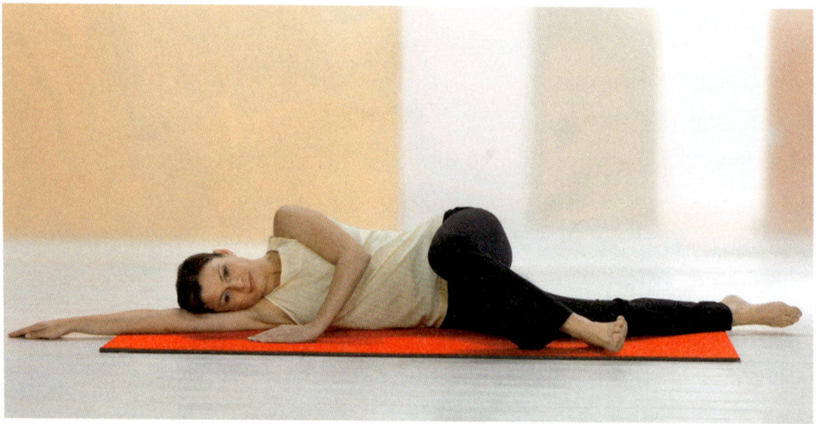

Kräftigung der abspreizenden Muskulatur (Übung 2)

Aktivprogramm 5: Übungen für die Knie

Das Kniegelenk besteht aus zwei Gelenkanteilen:

- Das sogenannte Femoropatellagelenk zwischen der Rückseite der Kniescheibe (Patella) und der Oberseite der Oberschenkelrollen (Femurkondylen)
- Das femorotibiale Gelenk zwischen den Oberschenkelrollen und dem Schienbeinkopf
- Stabilisiert wird das Kniegelenk durch das hintere und vordere Kreuzband, das Innen- und Außenband an der Seite des Kniegelenks und durch die Gelenkkapsel. Als Puffer zur Lastenverteilung und auch zur Stabilisierung dienen der Innen- und Außenmeniskus.

Das Gelenk am Knie ist wegen seines Aufbaus die komplizierteste bewegliche Knochenverbindung des Körpers.

Symptome

Die ersten Beschwerden einer Arthrose sind Steifheit in den Knien und Schmerzen beim Auftreten. Erst wenn man einige Schritte gemacht hat, kann das Kniegelenk wieder ganz gestreckt werden. Ist hauptsächlich das Gelenk zwischen Kniescheibe und Oberschenkel-

rolle von der Arthrose betroffen, bereitet besonders das Beugen der Knie Schmerzen. Beschwerden in der Kniekehle beim Treppensteigen deuten auf einen Meniskusschaden hin. Häufig strahlen die Arthroseschmerzen in den Ober- und Unterschenkel aus.
Sind Kniegelenkbeschwerden unklar, so sollte auch das Hüftgelenk untersucht werden.

Ursachen für eine Kniegelenkarthrose

Werden die Strukturen des Kniegelenks verletzt oder verschleißen sie vorzeitig, etwa durch Extrembelastung, besteht die Gefahr, dass im Kniegelenk eine Arthrose entsteht. Auch Fehlstellungen durch O-Beine oder X-Beine können dafür verantwortlich sein.
Es kommt zu Druckbelastungen an beiden Seiten des Kniegelenks, die Kniescheibe scheuert sich einseitig ab.
Ebenfalls ungünstig wirken sich schlecht verheilte Knochenbrüche und Übergewicht auf das Kniegelenk aus.

Eine Arthrose am Knie gilt als Berufskrankheit der Fliesenleger und Pflasterer. Hier zeigt sich, dass die bewegungsarme Dauerbeugung schädlicher wirkt als eine Extrembelastung im mobilen Zustand.

WIE SIE IHRE KNIEGELENKE SCHONEN

Wenn Sie länger sitzen, wirkt das gelegentliche Ausstrecken der Beine sowie das Abstellen der Füße auf einer – am besten schrägen – Fußbank druckvermindernd auf die Kniescheibe. Tragen Sie möglichst keine schweren Lasten, und benutzen Sie statt eines Einkaufskorbs lieber einen rollbaren Einkaufswagen. Auch häufiges Treppensteigen belastet die Kniegelenke, nehmen Sie lieber den Aufzug. Keine Arbeiten auf den Knien verrichten; lässt sich das nicht vermeiden, strecken Sie die Knie zur Entlastung immer wieder aus, und/oder polstern Sie die Kniescheiben mit Schonern aus Weichgummi.

Vorbeugende Maßnahmen

- Übergewicht unbedingt reduzieren
- Lange Belastungen vermeiden
- Kurzfristige Belastungen, wie sie beispielsweise durch Sprünge beim Tennis, Fußball oder Alpinskilauf entstehen, sind unbedingt zu vermeiden

Die Kniekehle besitzt ein hufeisenförmiges Band aus Fasern, das an der Kapsel des Gelenks ansetzt.

- Das Kniegelenk mit einer Manschette aus Wolle warm halten
- Gepolsterte Bandagen aus dem Sanitätsfachhandel können Beschwerden hinter der Kniescheibe lindern

Übungen

Stufe 1: Muskelerwärmung und -lockerung

1 Lockeres Pendeln: Wenn Sie starke Schmerzen im Kniegelenk haben, setzen Sie sich auf einen stabilen Tisch, damit der Unterschenkel frei hängen kann und nicht den Boden berührt. Strecken und beugen Sie das Kniegelenk in einer lockeren Pendelbewegung je achtmal pro Seite.

Dehnung des Kniegelenks (Übung 2)

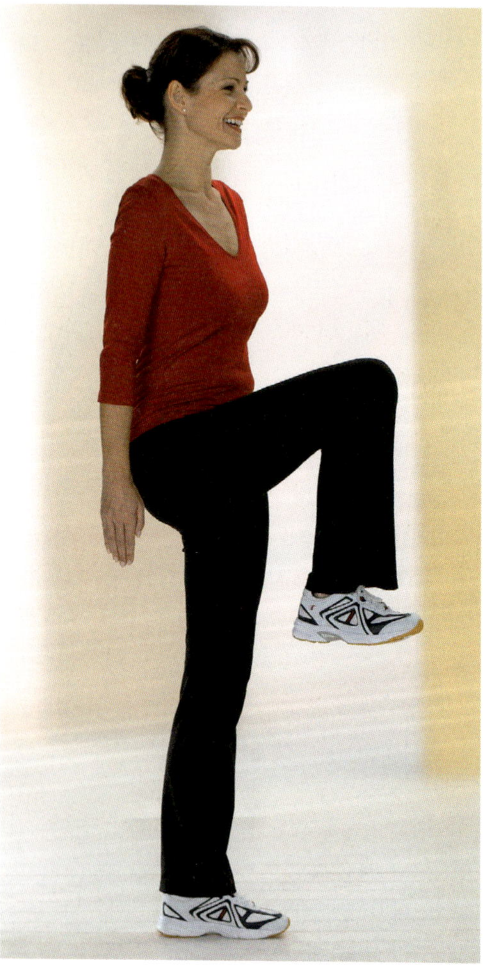

2 Auf der Stelle treten: Treten Sie auf der Stelle, indem Sie abwechselnd die Oberschenkel nach oben ziehen, so hoch es geht. Wiederholen Sie diese Übung achtmal.

3 Rad fahren: Sehr gut geeignet zur Erwärmung der Muskulatur ist das Radfahren. Das können Sie aber ebenso gut auf einem Heimtrainer oder indem Sie auf dem Rücken liegend die entsprechenden Tretbewegungen machen.

Stufe 2: Dehnung und Mobilisation der Kniescheibe

Ist die Kniescheibe beweglich, kann eine eingeschränkte Beweglichkeit des Kniegelenks um 20 Prozent verbessert werden. Setzen Sie sich mit ausgestreckten Beinen; falls Sie das nicht können, legen Sie ein Kissen unter die Kniegelenke. Schieben Sie nun langsam achtmal mit geringer Kraft die Kniescheibe in Richtung Fuß, ohne den Oberschenkel dagegenzuspannen. Wenn Sie die Übung ein paar Tage hintereinander ausführen, werden Sie den Effekt bald spüren, denn die Beweglichkeit Ihres Knies nimmt schnell zu.

Dehnung der vorderen Oberschenkelmuskulatur

Legen Sie sich bequem auf die Seite, und beugen Sie das unten liegende Bein im Hüftgelenk an, damit kein verstärktes Hohlkreuz auftritt. Nun fassen Sie das oben liegende Bein am Sprunggelenk, winkeln es im Kniegelenk ab und drücken die Ferse 20 Sekunden gegen das Gesäß.
Falls Sie mit der Hand nicht zum Sprunggelenk kommen, helfen Sie sich mit einem Handtuch aus.

Wer viel am Schreibtisch sitzt, wird häufig Opfer einer Arthrose. Ein Knie lässt sich durch Ruhigstellung nicht konservieren.

Dehnung der hinteren Oberschenkelmuskulatur

1 Setzen Sie sich so auf eine stabile Tischkante, dass Sie das zu dehnende Bein gestreckt auflegen können. Das andere Bein hängt herunter oder stützt sich auf dem Boden ab. Dann beugen Sie den Oberkörper für 20 Sekunden nach vorn.
Sie erzielen einen Dehnreiz auf die hintere Oberschenkelmuskulatur.
2 Setzen Sie sich mit gestreckten Beinen auf den Boden, und versuchen Sie, mit den Fingerspitzen die Zehen zu erreichen. Dabei die Kniekehle gegen den Boden drücken.
3 Die Ausgangsstellung ist der Langsitz. Hier sollten Sie besonders vorsichtig sein, diesem Gelenk keinen Schaden zuzufügen. Die Hände sind neben dem Körper abgestellt. Die Finger zeigen nach vorn. Die Füße sind angezogen.
Der Oberkörper ist etwas nach vorn gebeugt. Im Wechsel achtmal die gestreckten Beine aus dem Becken schieben. Das Gesäß bleibt dabei am Boden.

Im Spannungszustand einer Übung sollten Sie stets darauf achten, dass der Atem ruhig und regelmäßig bleibt.

Stufe 3: Kräftigung der Oberschenkelstreckmuskulatur

Damit wird das Gelenk hinter der Kniescheibe belastet. Haben Sie dort Beschwerden, beschränken Sie sich ausschließlich auf die folgenden Übungen zur Dehnung und Kräftigung.
1 Setzen Sie sich so auf einen Tisch, dass der Unterschenkel frei pendeln kann. Strecken Sie nun achtmal das Bein bis zur Waagerechten aus. Um den Druck zu verstärken, können Sie ein leichtes Hantelgewicht am Fuß einhängen.

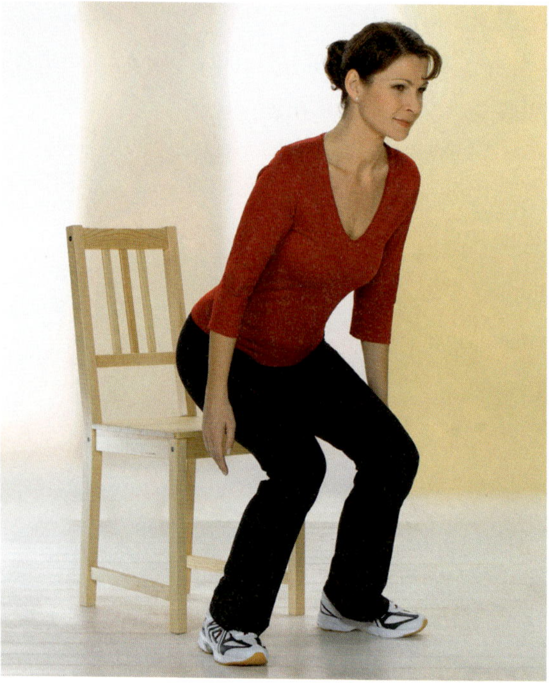

Dehnung des Beinstreckers (Übung 3)

2 Gehen Sie ausholend mehrere Schritte (wie es der Platz erlaubt), und beugen Sie dabei verstärkt das Kniegelenk. Versuchen Sie aus der großen Schrittstellung heraus ergänzend acht Kniebeugen mit einem Bein.

3 Setzen Sie sich aufrecht auf eine Stuhlkante. Die Arme hängen neben dem Körper herab. Die Beine sind hüftbreit voneinander entfernt aufgestellt. Die Füße befinden sich stabil am Boden. Heben Sie das Gesäß von der Unterlage ab, und beugen Sie den Oberkörper nach vorn. Halten Sie die Position 8 Sekunden bei dreimaliger Wiederholung.

4 Legen Sie sich mit dem Rücken auf den Boden. Die Beine sind im rechten Winkel auf einen Gymnastikball gelegt. Die Arme liegen neben dem Körper. Ein Bein anziehen und ohne Hohlkreuz den Fuß auf dem Ball abstützen. Das Bein so anspannen, als wollten Sie es von sich wegbewegen. Gleichzeitig mit dem anderen Bein den Ball fixieren. Die Spannung 8 Sekunden halten.

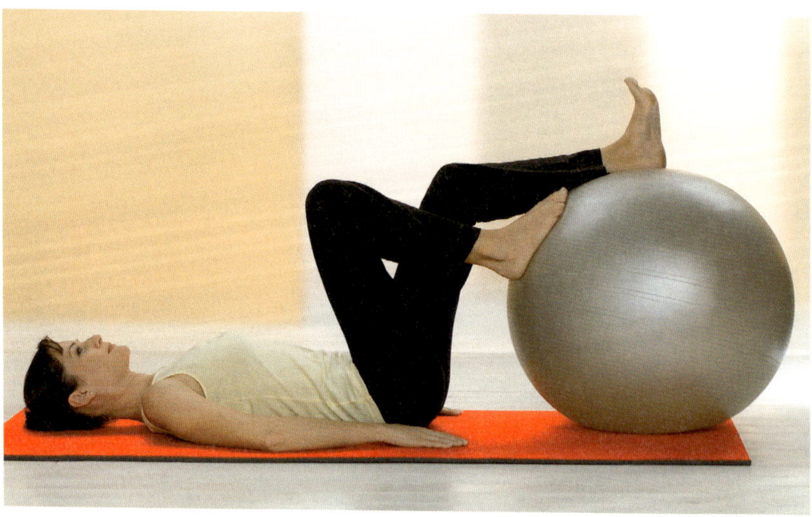

Dehnung des Beinstreckers (Übung 4)

Kräftigung der inneren Oberschenkelstreckmuskulatur

1 Legen Sie sich auf den Rücken; Arme und Beine sind gestreckt. Ziehen Sie die Fußspitzen zu sich heran, und pressen Sie die Kniekehle 8 Sekunden gegen die Unterlage, sodass sich die Fersen leicht abheben. Den Fußinnenrand hochziehen.

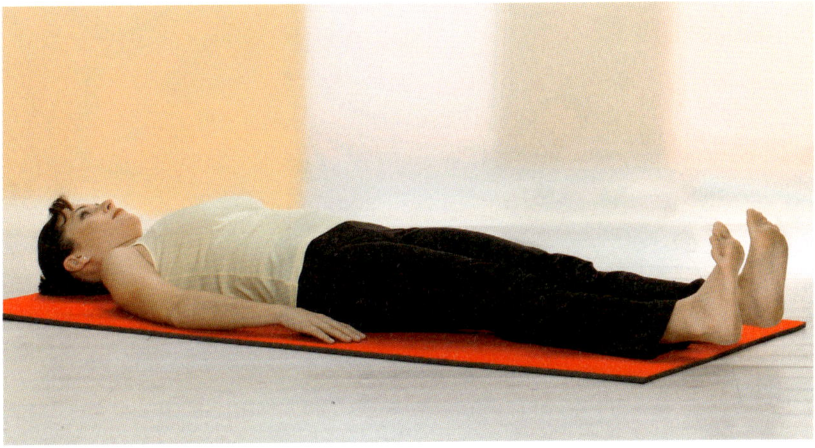

Kräftigung der Streckmuskulatur (Übung 1)

2 Setzen Sie sich mit gestreckten Beinen auf den Boden, und stützen Sie sich auf den Ellenbogen ab. Dann drehen Sie den Fuß in einem Winkel von 45 Grad nach außen und heben das Bein achtmal an. Unterstützend können Sie ein leichtes Hantelgewicht im Fuß einhängen. Wiederholen Sie die Hebung mit einer Drehung des Fußes nach außen um 90 Grad.

3 Stützen Sie sich bei dieser Variante mit den Händen ab, und drehen Sie sich ein wenig auf die Seite des zu trainierenden Beines, das unten liegt. Beugen Sie das obere Bein im Kniegelenk, und stellen Sie es auf. Dann heben Sie das unten liegende Bein achtmal an.

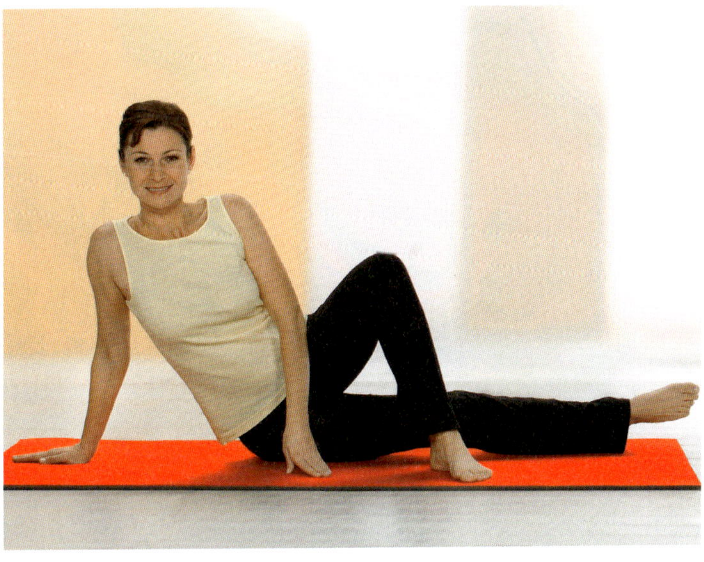

Kräftigung der Streckmuskulatur (Übung 3)

4 Diese Übung bearbeitet die innere und die äußere Oberschenkelmuskulatur. Legen Sie sich auf die rechte Seite. Der Kopf liegt auf dem angewinkelten Arm, beide Beine sind gestreckt. Die linke Hand ist vor dem Körper abgestützt, damit der Körper in der Seitenlage stabilisiert bleibt.
Heben Sie das linke Bein an. Die Kniescheibe zeigt nach vorn. Halten Sie das linke Bein in dieser Position. Heben Sie das rechte Bein. Beide Beine kurz halten. Senken Sie das rechte Bein, dann das linke Bein. Wiederholen Sie diese Übungsabfolge achtmal. Achten Sie bei der Übung darauf, dass die Bauchmuskulatur immer angespannt ist, damit Sie nicht nach hinten rollen.

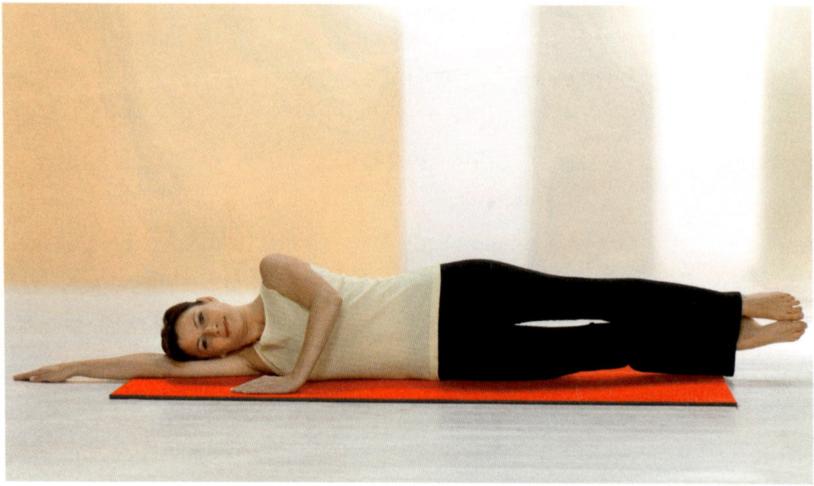

Kräftigung der Streckmuskulatur (Übung 4)

Kräftigung der hinteren Oberschenkelmuskulatur

1 Knien Sie sich auf den Boden, und stützen Sie sich mit den Ellenbogen ab, oder legen Sie sich bäuchlings auf einen Tisch. Nun heben Sie das betroffene Bein in die Waagerechte und beugen das Kniegelenk rechtwinklig ab. Dann beugen Sie den Unterschenkel achtmal bis zum Gesäß an und strecken ihn jeweils nur bis zur Rechtwinkelstellung im Kniegelenk.
Zur Steigerung der Effektivität kann ein Partner gegen den Unterschenkel drücken, oder Sie beugen den Unterschenkel gegen den Widerstand eines elastischen Bandes, das Sie an der Ferse oder an der Heizung befestigen.

2 Sie begeben sich in die Rückenlage, beugen im Hüftgelenk ungefähr im rechten Winkel ab und legen die Unterschenkel auf die Sitzfläche eines Stuhls. Umgreifen Sie die Stuhlbeine, und drücken Sie die Fersen auf die Sitzfläche des Stuhls, sodass dadurch Ihr Gesäß angehoben wird. Halten Sie die erzeugte Stellung und Muskelanspannung 8 Sekunden lang.
Einfacher ist die Übung, wenn Sie sich mit angezogenen Beinen auf den Rücken legen und durch Abstützen mit den Fersen und Armen Ihr Becken 8 Sekunden nach oben drücken.

Bereits auf eine Leiter zu steigen wird für Personen mit Kniearthrose zum Problem. Bergab laufen oder die Treppen nach unten gehen sind ebenfalls schwierige Aktivitäten.

3 Legen Sie sich auf den Bauch. Die Hände liegen unter der Stirn. Die Beine sind ausgestreckt. Heben Sie beide Beine wenige Zentimeter an, ohne ins Hohlkreuz zu kommen. Führen Sie 8 Sekunden die Kraulbewegung mit den Beinen aus.

4 Für Fortgeschrittene: Diese Übung bearbeitet die rückwärtige Beinseite und den unteren Rücken. Legen Sie sich auf den Rücken, beugen Sie die Knie an, stellen Sie die Füße flach auf den Boden. Die Arme werden auf Schulterhöhe zur Seite abgelegt. Machen Sie ein leichtes Doppelkinn, dies verhindert die Überstreckung des Halses. Nun kann die Übung beginnen. Heben Sie Ihr Becken an, sodass der untere Rücken bis zu den unteren Rippenbogen die Unterlage verlässt. Die Zehen haben einen festen Kontakt zur Unterlage, damit die rückwärtige Beinmuskulatur nicht verkrampft. Das rechte Bein wird abgehoben und parallel zum linken Oberschenkel ausgestreckt. Bringen Sie nun das rechte Bein in die Vertikale, und senken Sie es dann wieder auf die Höhe parallel zum linken Oberschenkel. Passen Sie auf, dass Ihr Becken während der Übung nicht nach unten sinkt Wiederholen Sie diesen Ablauf achtmal.

Kräftigung der Beugemuskulatur (Übung 3)

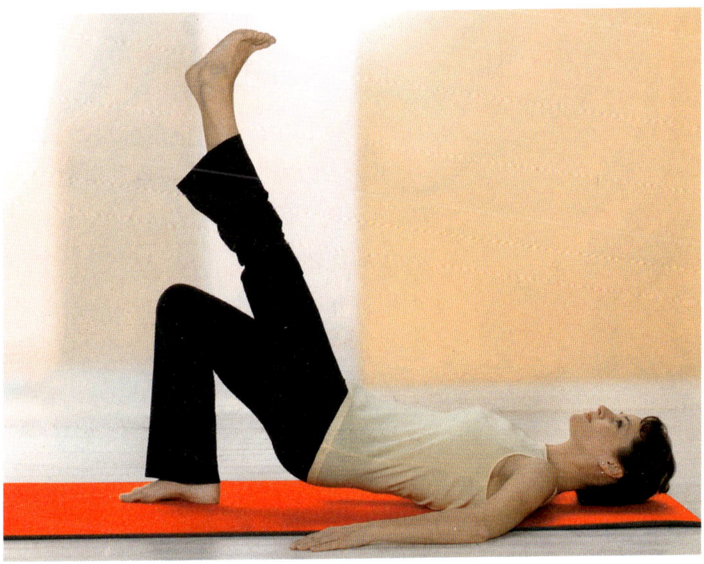

KOORDINIEREN KÖNNEN

Wichtig ist für Patienten, die unter einer Arthrose an der unteren Extremität leiden, die Koordination. Unter Koordination versteht man die Bewegungsharmonie, d. h., verschiedene Organe sind so gut miteinander abgestimmt, dass sie einen angestrebten Effekt bzw. eine angestrebte Bewegung erzielen.
Es gibt verschiedene Möglichkeiten, die Koordination zu trainieren:

- **Einbeinstand**
- **Balancieren auf einem Baumstamm:** Bei einem gemütlichen Spaziergang durch den Wald liegen am Rand des Weges oft Baumstämme. Falls Sie Ihnen breit und stabil genug erscheinen, dann haben Sie ein optimales Trainingsgerät gefunden. Stellen Sie sich auf den Stamm, und versuchen Sie, wie ein Hochseilartist darauf zu balancieren. Am Anfang können Sie einer Begleitperson die Hand reichen, um erste Unsicherheiten zu lösen. Wenn Sie sich sicherer fühlen, können Sie sich auf dem Stamm drehen, z. B. eine Viertel- oder eine halbe Drehung machen. Sie können auch eine Kniebeuge ausprobieren.
- **Das Stehen auf einem Gymnastikkreisel:** Einen Gymnastikkreisel finden Sie in Sportstudios, vielleicht auch in Ihrem Bekanntenkreis. Sie können sich auch selbst einen Kreisel zulegen, denn er ist ein intensives Trainingsgerät. Bei aufrechtem Stand kann man sich erst einmal einfühlen und sich mit dem wackligen Untergrund vertraut machen. Später können Einbeinstand und Kniebeugen darauf ausgeführt werden. Wenn Sie sich sehr sicher sind, dann versuchen Sie, die Augen zu schließen. Sie werden feststellen, wie schwierig es ist, die Balance zu halten, wenn die Augen keinen Punkt zum Fixieren finden.

Aktivprogramm 6: Übungen für die Sprunggelenke

Das Sprunggelenk gliedert sich in ein oberes und ein unteres Sprunggelenk. Obwohl es beim Laufen oder Springen erheblich belastet wird, ist es trotzdem selten von einer Arthrose betroffen. Selbst wiederholte Zerrungen oder Zerreißungen der Außenbänder mit Instabilität führen nicht automatisch zur Arthrose, da das Gelenk durch verschiedene Muskeln sehr gut stabilisiert werden kann.
Meist geht der Arthrose im Sprunggelenk ein schlecht verheilter Knochenbruch oder eine Durchblutungsstörung voraus.

Symptome

Vor dem Auftreten von Schmerzen beim Treppensteigen und in der Hocke fällt eine Einschränkung der Beweglichkeit auf. Die Arthrose im unteren Sprunggelenk macht sich besonders beim Gehen auf unebenem Boden bemerkbar. Oft halten die Beschwerden auch in Ruhe noch längere Zeit an. Zu unterscheiden von Arthrosebeschwerden sind solche im hinteren Sprunggelenkbereich. Neben Schleimbeutelentzündungen ist meist eine Überlastung der Achillessehne Ursache dieser Schmerzen. Wenn die akute Reizphase abgeklungen ist, helfen die Sprunggelenkübungen sehr gut.

Gerade die Hockstellung bedarf häufig einiger Übung, um ohne schmerzende Sprunggelenke eingenommen werden zu können.

Vorbeugende Maßnahmen

Neben den allgemeinen Verhaltensempfehlungen sollten Stoßbelastungen vermieden werden; Fersenpolster oder Pufferabsätze können helfen. Auch kann man eine vorhandene Fehlstellung wie etwa den Knickfuß mit einer leicht stützenden Sohleneinlage nach Maß ausgleichen. Vielleicht hilft auch ein hoher Schuh, denn er gibt gerade bei seitlicher Bewegung viel Halt am Knöchel.

Übungen

Führen Sie die Übungen am besten barfuß oder mit rutschfesten Gymnastiksocken durch.

Stufe 1: Muskelerwärmung und -lockerung

1 Setzen Sie sich auf einen Stuhl oder Tisch. Das Sprunggelenk soll frei hängen. Führen Sie nun kreisende Bewegungen des Fußes zunächst achtmal im Uhrzeigersinn und dann dagegen aus. Schütteln Sie das Sprunggelenk kurz nach unten aus.

2 Sie sitzen auf einem Stuhl. Die Füße sind parallel gestellt. Stellen sie einen Fuß auf die Zehenspitze, den anderen auf die Ferse. Wechseln Sie achtmal mit schnellem Tempo.

Lockerung der Sprunggelenke (Übung 1)

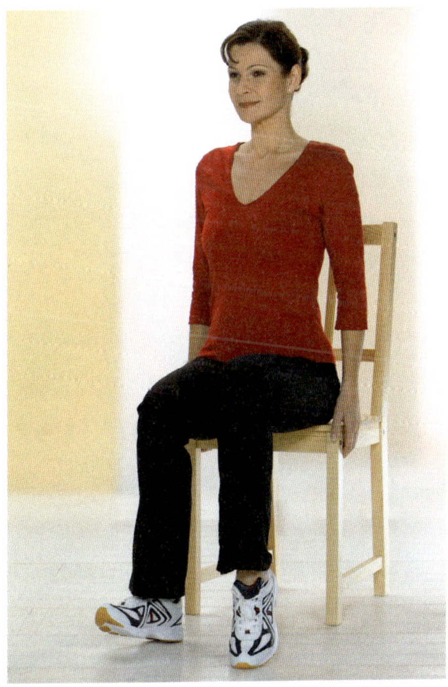

Eine Zeit lang waren Sitzgelegenheiten in Mode, bei denen man halb hingekauert kniend die Büroarbeit verrichtete, aber sie verlagern die Gelenkprobleme nur auf eine andere, die untere Ebene.

3 Für Fortgeschrittene: Diese Übung, bei der Sie in Zeitlupe auf- und abhüpfen, trainiert das Sprunggelenk und die Wadenmuskulatur. Wenn Sie sie regelmäßig ein paar Tage lang ausführen, werden Sie vermutlich zunächst einmal einen gehörigen Zug in den Waden spüren, eine Art »Muskelkater«. Üben Sie trotzdem unverdrossen weiter, denn dieses Gefühl zeigt nur, dass die Übung wirkt. Sie tun auf jeden Fall Ihren Sprunggelenken etwas Gutes, wenn Sie die Wadenmuskulatur stärken, denn diese Muskeln stützen und entlasten das Sprunggelenk.
Die Ausgangsstellung ist der aufrechte Stand. Die Knie sind leicht gebeugt. Sie springen ohne großen Schwung gleichzeitig mit beiden Füßen ab, dabei werden die Füße gestreckt. Federn Sie im Knie- und Sprunggelenk leicht ab, wenn die Füße wieder den Boden berühren. Die Fersen berühren bei jedem ausgeführten Sprung den Boden. Wiederholen Sie diese Übung achtmal.

Stufe 2: Dehnungsübungen für die Muskulatur der Fußsenker

1 Stellen Sie sich mit einer Armlänge Abstand vor eine Wand. Setzen Sie den betreffenden Fuß einen großen Schritt nach hinten, lassen Sie das Bein dabei gestreckt. Gehen Sie nun mit dem anderen Fuß leicht in die Kniebeuge, und stützen Sie sich mit den Händen an der Wand ab. Die Sohle des hinteren Fußes hat Kontakt mit der Unterlage. Halten Sie die Dehnung im Wadenbereich und am Achillessehnenansatz 20 Sekunden.
2 Stellen Sie sich auf eine niedrige Treppenstufe oder eine ca. 5 Zentimeter hohe Schwelle. Durch Absenken der Ferse wird ebenfalls die Wade gedehnt. Sie können den Dehnungszustand durch das Ausführen der asiatischen Hocke – beide Füße bleiben auf dem Boden – kontrollieren.

Dehnungsübungen für die Muskulatur der Fußheber

Rechte Seite
Oben: Dehnung der Fußheber (Übung 3)
Unten: Kräftigung der Fußsenker (Übung 2)

1 Diese Muskulatur an der Vorderseite des Unterschenkels dehnen Sie am besten, wenn Sie sich hinknien und auf die Fersen setzen. Die Fußrücken liegen flach auf dem Boden, die Zehen zeigen nach hinten.

2 Setzen Sie sich auf den Boden, und ziehen Sie das zu dehnende Sprunggelenk durch Beugung im Kniegelenk zu sich heran. Dann krallen Sie die Zehen ein und beugen den Fuß im Sprunggelenk weiter nach unten, indem Sie mit der Gegenhand auf den Fußrücken drücken. Sie spüren nun im Fußrücken und an der Vorderseite des Unterschenkels ein angenehmes Spannungsgefühl, das Sie möglichst 20 Sekunden lang halten sollten.

3 Sie befinden sich im aufrechten Stand. Stellen Sie das Bein vom zu dehnenden Fuß etwas weiter nach hinten, und legen Sie es dabei mit dem Fußrücken auf dem Boden ab. Die Zehen sind gebeugt. Halten Sie diese Position 20 Sekunden.

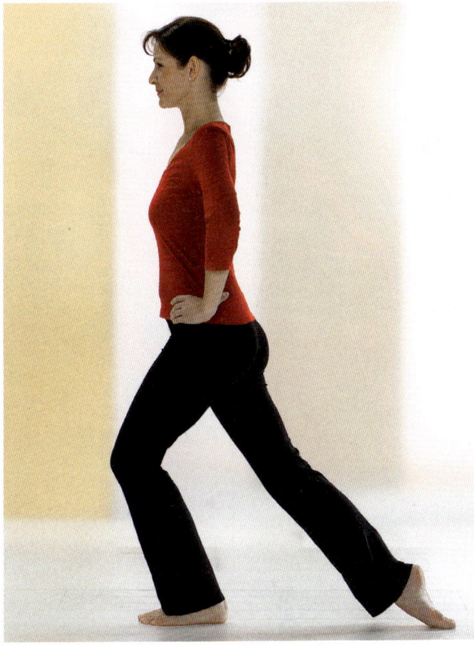

Stufe 3: Kräftigungsübungen für die Muskulatur der Fußsenker

1 Stehen Sie aufrecht, die Beine nebeneinander. Nun gehen Sie achtmal in den Zehenspitzenstand. Etwas schwieriger wird es, wenn Sie diese Übung auf einem Bein stehend bei leichter Beugung des Knies ausführen. Achten Sie darauf, dass Sie in der Beugung nicht in eine X-Bein-Stellung fallen.

2 Legen Sie ein dickes Handtuch unter den vorderen Teil des Fußes, und gehen Sie - ebenfalls auf einem Bein - achtmal in den Zehenspitzenstand.

Dabei können Sie sich, wenn Sie anfangs noch unsicher stehen, an einer Stuhllehne festhalten. Klammern Sie sich aber nicht zu sehr fest, sonst verkrampfen Sie die Hände und Arme, was der Übung auf keinen Fall nützt.

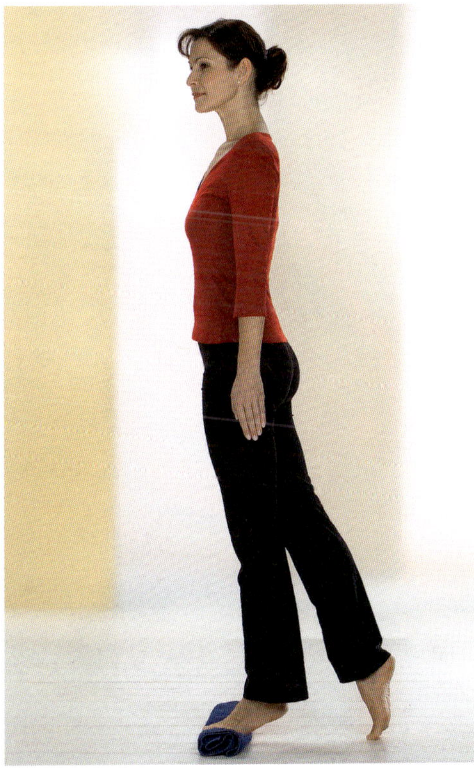

VERKÜRZUNG DER WADENMUSKULATUR

Die meisten Menschen, besonders Frauen, werden Schwierigkeiten mit der sogenannten asiatischen Hocke haben. Bedingt durch die verkürzte Wadenmuskulatur und Achillessehne – hauptsächlich entstanden durch das Tragen hochhackiger Schuhe –, können viele nur auf Zehenspitzen in die Hocke gehen. Wenn sie versuchen, die Fußsohlen ganz aufzusetzen, gelingt das wegen der Verkürzung der Wadenmuskulatur nicht. Man verliert das Gleichgewicht und kippt nach hinten.

Kräftigungsübung für die Muskulatur der Fußheber

Kräftige Fuß- und Beinmuskeln sind eine Voraussetzung für schmerzfreie Sprunggelenke.

Setzen Sie sich auf den Boden, und ziehen Sie achtmal den vorderen Teil Ihres Fußes nach oben.
Zur Steigerung der Wirkung können Sie mit dem anderen Fuß oder der Hand gegen den Fußrücken des zu hebenden Fußes drücken und diese Anspannung 8 Sekunden halten.

Kräftigungsübungen für die Muskulatur der Fußaußenrandheber

Kräftigung der Fußaußenrandheber (Übung 1)

1 Diese Übung ist nach Außenbandverletzungen oder bei einer Instabilität im Sprunggelenk mit Umknickgefahr empfehlenswert: Setzen Sie sich auf den Boden oder einen Stuhl, und heben Sie gezielt den Außenrand bzw. den Kleinzehenstrahl des Fußes achtmal nach oben an. Mit Gegendruck der Hand oder des anderen Fußes auf den Fußaußenrand die Spannung 8 Sekunden halten.

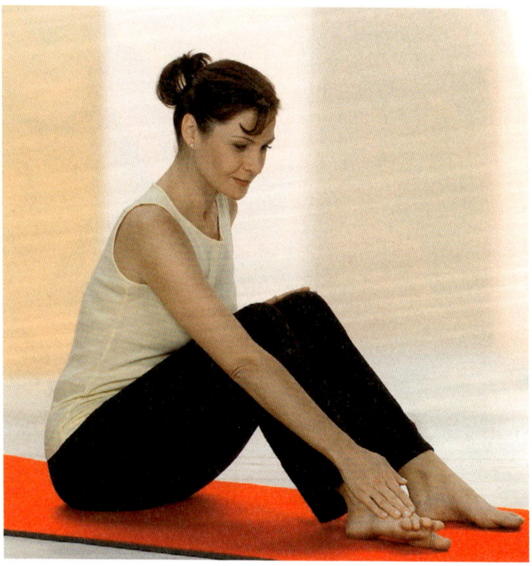

2 Ausgangsstellung ist der aufrechte Stand oder der Sitz. Verlagern Sie Ihr Körpergewicht auf die linke Seite, somit wird das linke Bein zum Standbein. Legen Sie die Außenseite des rechten Fußes von der Ferse bis zur Kleinzehe auf. Der große Zeh zeigt nach oben. Strecken Sie den Fuß leicht diagonal nach außen.

Stellen Sie sich vor, Sie würden mit Ihren Füßen auf warmem Sand am Strand stehen.
Die Kleinzehe der rechten Seite schiebt den Sand nach innen. Der Fuß dreht sich langsam um die Ferse. Der Fußballen wird nach innen geschoben. Die Zehen sind ausgestreckt.
Im zweiten Schritt drehen Sie den Fuß, sodass die Großzehe des Fußes am Boden liegt. Die Ferse bleibt am Boden.
Schieben Sie jetzt mit der Innenseite des Fußes den Sand nach außen.
Im dritten Schritt wird der Fuß wieder auf die andere Seite gedreht.
Die Übung beginnt von vorn, wobei sie achtmal wiederholt wird; dann machen Sie nach dem Seitenwechsel das Ganze noch einmal mit dem linken Fuß.

Das Tragen hoher Absätze führt bei den meisten Frauen über kurz oder lang zu Problemen mit der Wadenmuskulatur und der Achillessehne.

Koordination der Muskulatur von Fußheber und Fußsenker

1 Diese Übung ist nach Verletzungen im Sprunggelenkbereich zu empfehlen: Sie stehen, beide Füße sind parallel, ungefähr hüftbreit auseinander. Dann rollen Sie achtmal mit jedem Fuß mit leicht gebeugten Kniegelenken nach vorn und hinten in den Fersen- und Zehenspitzenstand ab. Die Arme schwingen als Ausgleichsbewegung gegenläufig nach hinten und vorn.

2 Eine Partnerübung: Die Partner stehen sich im Einbeinstand gegenüber. Das Standbein ist stabil, das Spielbein hat einen 90-Grad-Winkel im Ober- und Unterschenkel. Sie berühren sich an den Händen und Füßen. Die Berührungspunkte an Händen und Füßen können variiert werden, z. B. Fußinnenkante an Fußinnenkante und Handinnenseiten aneinandergelegt. Versuchen Sie, Ihren Partner aus dem Gleichgewicht zu bringen. Behalten Sie eine Position 20 Sekunden lang durch. Wiederholen Sie die Übung dreimal in neuen Varianten.

Übung zur Koordination der Fußmuskulatur (Übung 1)

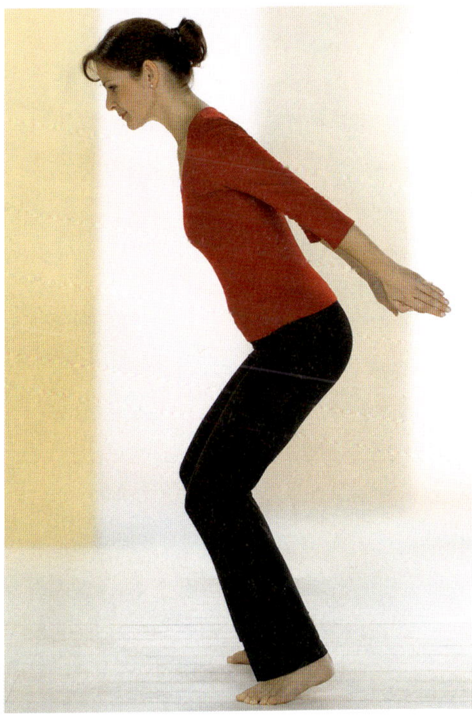

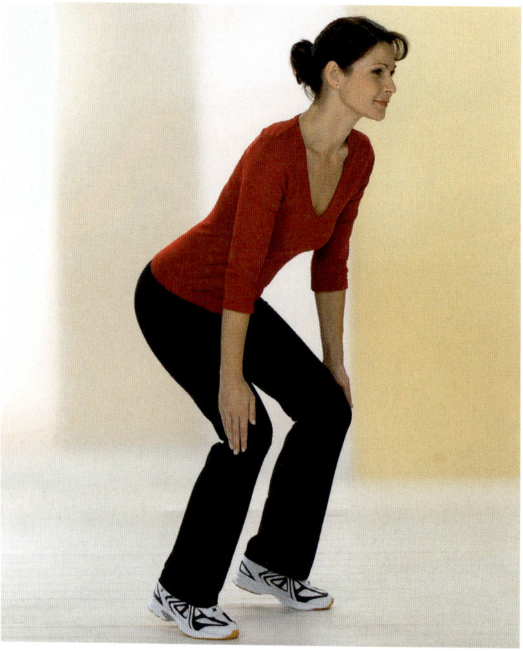

Übung zur Stabilisation der Fußmuskulatur (Übung 1)

Stabilisation im Stand

1 Diese Übung ist vor allem nach Verletzungen und chronischen Beschwerden zur verbesserten Koordination und Muskelkräftigung des Sprunggelenks geeignet. Stellen Sie sich so auf, dass mit leicht gebeugten Kniegelenken die Füße etwas mehr als hüftbreit auseinanderstehen. Gehen Sie auf die Zehenspitzen, die Fersen lösen sich vom Boden. Dann greifen Sie mit beiden Händen von außen an die Kniegelenke und versuchen, durch den Druck der Hände die Kniegelenke zusammenzudrücken. Sie spannen dagegen und halten die Muskelaktivierung 8 Sekunden. Anschließend greifen Sie durch Überkreuzen der Hände an die Innenseite der Kniegelenke und versuchen, die Kniegelenke 8 Sekunden gegen den Druck der Hände auseinanderzupressen. Sie sind immer noch mit leicht gebeugten Hüft- und Kniegelenken im Zehenstand.

2 Für den Alltag: Stellen Sie sich, während Sie Ihre Zähne putzen, auf die U-Bahn warten oder auch bügeln, einfach mal in den Einbeinstand, und führen Sie Pendel- oder Kickbewegungen mit Ihrem Spielbein aus.

Die kleinen Knochen der Fußwurzel gehören zu den urtümlichsten Teilen des Skeletts. Nach einem stumpfen Schlag – etwa des Fahrradpedals – heilen sie nur sehr langsam.

Aktivprogramm 7: Übungen für die Mittelfußgelenke

Die Mittelfußgelenke, auch Fußwurzeln genannt, sind ähnlich dem Handgelenk aus mehreren kleinen Knochen aufgebaut und bilden die tragenden Anteile des Fußgewölbes. Verbunden durch straffe Bänder, erlauben sie dennoch eine gewisse Abrollbewegung des Fußes. Damit sind sie extremen Belastungen ausgesetzt, was, meist durch den allgemeinen Verschleiß bedingt, zu einer Arthrose führen kann. An diesen Gelenken ist sie allerdings recht selten.

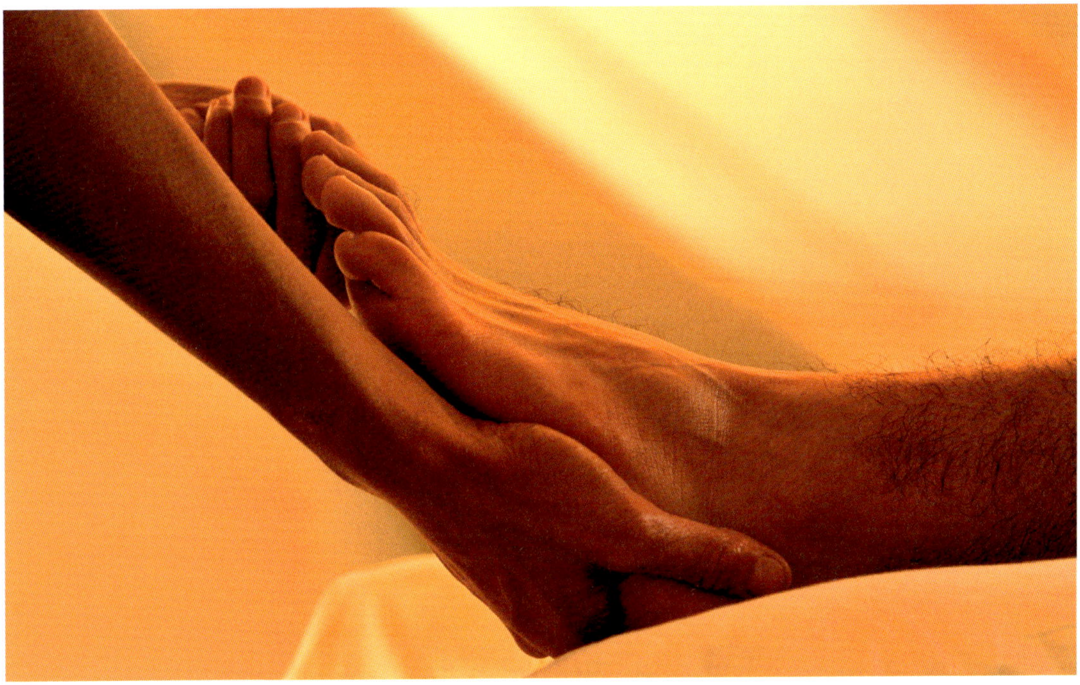

Symptome

Beschwerden sind belastungsabhängig und treten nach längerem Gehen oder Stehen auf; Barfußgehen oder Tragen hochhackiger Schuhe verstärken sie noch. Die eingeschränkte Beweglichkeit der Fußwurzel fällt kaum auf, da die angrenzenden Zehengelenke und das Sprunggelenk sie sehr gut ausgleichen. Durch das Längsgewölbe an der Innenseite des Mittelfußes kommt es zum typischen Senkfuß.

Unsere Füße sind ein Wunderwerk der Natur. Sie müssen unser gesamtes Gewicht tragen und leisten ein Leben lang Schwerstarbeit.

Vorbeugende Maßnahmen

Generell empfiehlt es sich, Übergewicht abzubauen. Außerdem sollte man grundsätzlich gut passende und bequeme Schuhe tragen, die dem Fuß einen ausreichenden Halt geben. Bei Verschleißerscheinungen sind daher das Fußgewölbe stützende und entlastende Sohleneinlagen nach Maß unerlässlich. Die Belastung des Fußes kann neben dem häufigen Wechsel zwischen Gehen und Sitzen auch noch durch auf der Sohle angebrachte orthopädische Abrollhilfen vermindert werden.

Fast zu jeder Epoche war die Schuhmode ein Feind der Füße. Im Moment attackieren die Designer bereits Kinderfüße mit Brikettabsätzen.

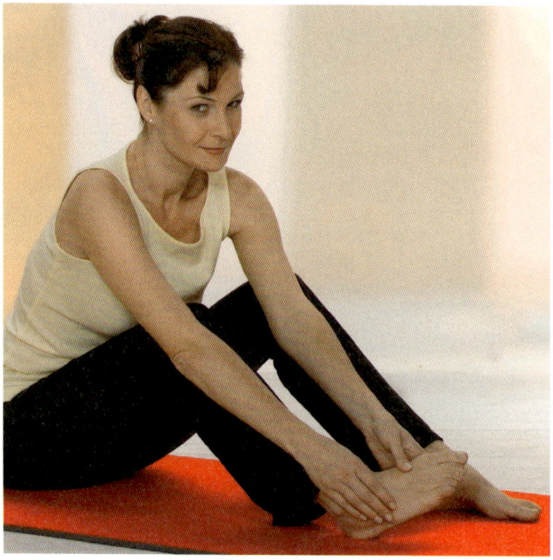

Kräftigung der Fußmuskulatur

Übungen

Sie können zur Behandlung der Mittelfußgelenkarthrose die Übungen aus den Programmen für die Sprunggelenke (→ Seite 96 ff.) und Zehengelenke (→ unten) selbstständig durchführen.

Versuchen Sie zusätzlich eine Dehnung der Fußwurzel durch die Verdrehung des Vorfußes: Setzen Sie sich auf den Boden, und fassen Sie mit beiden Händen an den Vorfuß. Drehen Sie ihn nun so weit wie möglich zunächst nach außen, dann nach innen, und halten Sie die erreichte Endstellung jeweils 8 Sekunden. Dann können Sie versuchen, den Vorfuß nach oben und unten zu biegen, ohne das Sprunggelenk mit zu bewegen.

Aktivprogramm 8: Übungen für die Zehen

Eine Arthrose der Zehengelenke tritt zum Glück nicht allzu häufig auf. Die meisten Menschen können ohnehin nur die große Zehe richtig bewegen.

Die Erkrankung kann an den Grundgelenken im Vorfußballen, den Zehenmittel- und Zehenendgelenken auftreten. Am häufigsten kommt sie im Großzehengrundgelenk vor und tritt entweder allein auf, in Verbindung mit einem Spreizfuß – Absenkung des Fußquergewölbes – oder nach entzündlichen Veränderungen, wie sie durch Gichtarthritis verursacht werden. Befällt die Arthrose das Zehenmittelgelenk, so kommt es in Verbindung mit einer Beugestellung zu einer Krallenzehe, bei Befall des Endgelenks zur Hammerzehe. Meistens liegt ein Spreizfuß vor, der diese Fehlbelastung verursacht.

Symptome

Belastungsabhängige Beschwerden und Steifheit der betroffenen Zehengelenke. Das behindert den Abrollvorgang beim Gehen sehr stark, wodurch es zu Fehlstellungen kommt. Dazu bildet sich über den überbelasteten und fehlgestellten Zehengelenken oft noch ein entzündeter Schleimbeutel oder eine schmerzhafte Hornhautschwiele.

WOHLTAT FÜR DIE FÜSSE

Tragen Sie gut gepolsterte, stoßdämpfende Schuhe. Sie sollten eine steife Sohle haben, damit bei der Abrollbewegung der Mittelfuß nicht zu sehr durchbiegt. Gönnen Sie Ihren Füßen auch eine Entlastung durch wiederholte Hochlagerung oder indem sie warme Fußbäder nehmen, die durch den Zusatz von Kamille, Kohlensäure oder Schwefel besonders wirkungsvoll sind.

Vom Orthopäden angepasste Einlagen können beim Spreizfuß hilfreich sein und selbst bereits bestehende Beschwerden bessern.

Ein Spreizfuß kann vermieden werden, wenn man für eine ausreichende Bewegungsfreiheit der Zehen sorgt. Die Schuhe sollten am Innen- und Außenrand des Fußes Halt geben und ein Fußbett besitzen, das Quer- und Längsgewölbe unterstützt.
Nicht nur zu enge, spitze oder hochhackige Schuhe, auch die oft durchgetretenen »Gesundheitssandalen« begünstigen die Entstehung eines Spreizfußes. Auf jeden Fall sollte man zu Hause nicht solches Schuhwerk tragen. Besteht bereits ein Spreizfuß, der oft mit einem Senkfuß einhergeht, sind bei Beschwerden korrigierende Einlagen nach Maß unerlässlich.

Lockerung der Zehenmuskulatur

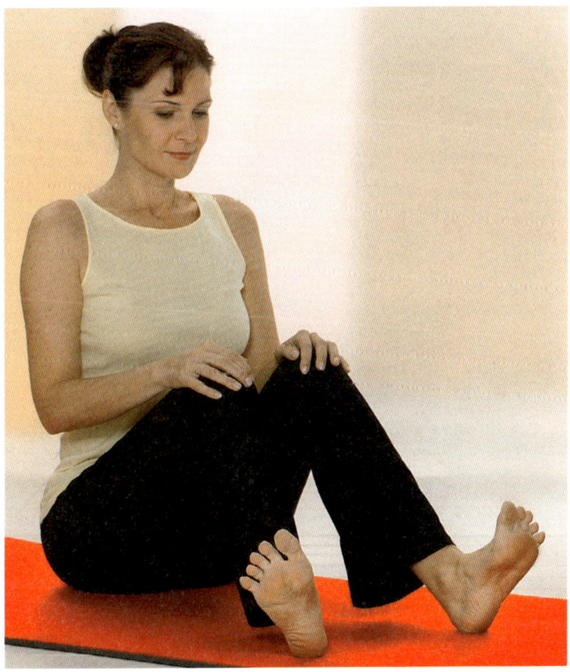

Übungen

Stufe 1: Muskelerwärmung und -lockerung

Strecken und beugen Sie die Zehen je achtmal hintereinander. Dann spreizen Sie die Zehen je achtmal auseinander. Abschließend Fuß und Zehen leicht nach unten ausschütteln.
Das Ausschütteln ist besonders wichtig, da sich die Fußsohle leicht verkrampft, was durchaus schmerzhaft sein kann. Dies ist besonders leicht dann der Fall, wenn Sie Übungen mit den Füßen nicht gewohnt sind. Mit der Zeit lässt die Neigung zum Verkrampfen aber nach.

Diese Übungen wirken vor allem muskulär; daneben gibt es die Möglichkeit, das Bindegewebe durch Massagen zu stärken.

GUTES FÜR DIE FÜSSE

Den Zehen und auch dem gesamten Fuß tut es gut, wenn die Fußsohle immer wieder unterschiedlichen Reizen ausgesetzt wird. Es gibt heute richtige Fußpfade, wo man barfuß über verschiedene natürliche Unterlagen gehen kann. Sie können Ihren Füßen aber auch zu Hause etwas Gutes tun, indem Sie Schüsseln mit unterschiedlichen Materialien füllen (z. B. Hülsenfrüchte, Reis oder Kieselsteine) und sich mit den Füßen hineinstellen. Auch die kneippsche Übung des Tautretens auf einer morgendlichen Wiese tut gut – allerdings nur mit warmen Füßen.

Stufe 2: Dehnung der beugenden Muskulatur

Gehen Sie in die Hocke, und bleiben Sie 20 Sekunden im Zehenspitzenstand. Durch das Überstrecken der Zehen nach oben werden die in der Fußsohle und der Wade verlaufenden Beugemuskeln der Zehen sowie die sohlenseitigen Kapseln der Zehen gedehnt.

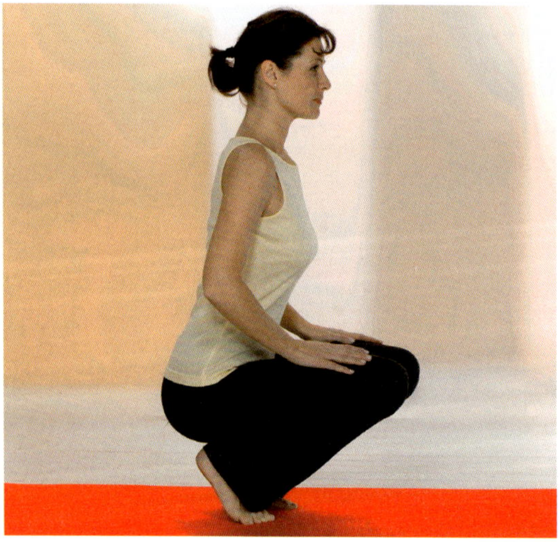

Dehnung der Zehenbeuger

Dehnung der streckenden Muskulatur

Setzen Sie sich auf einen Stuhl. Krallen Sie die Zehen zur Fußsohle hin ein und strecken Sie den Fuß im Sprunggelenk. Nun setzen Sie den Fuß auf dem Rücken der gebeugten Zehen auf und überstrecken ihn 20 Sekunden lang noch mehr nach unten. Im Bereich des Fußrückens und der Vorderseite des Unterschenkels spüren Sie die Dehnung.

Dehnung einzelner Zehengelenke

Setzen Sie sich auf den Boden, und fassen Sie einen Zeh nach dem anderen. Trainieren Sie jede Zehe, indem Sie sie langsam je 20 Sekunden ganz abbiegen und dann nach oben in die Streckung aufbiegen. So können Sie leichte Krallenzehenstellungen wieder lösen.

EINLAGEN BEI SPREIZ- UND SENKFUSS

Durch eine stützende Erhebung (Pelotte) hinter den Mittelfußköpfchen wird das eingesunkene Quergewölbe wiederhergestellt und eine Fehlbelastung der Zehengelenke verringert. Wie bei der Fußwurzelarthrose ist eine steifere, aber gut gepolsterte Schuhsohle angebracht, damit der Fuß nicht über die schmerzhaften Zehengelenke abrollen muss. Ebenso erleichternd wirken auf der Sohle angebrachte Abrollhilfen, z. B. eine spezielle Ballen- oder Schmetterlingsrolle.

Damit die Zehen beweglich bleiben, achten Sie auch bei Ihren Kindern darauf, dass sie immer wieder Spreizübungen machen und hin und wieder spielerisch mit einem Zeh wackeln.

Stufe 3: Kräftigung der beugenden Muskulatur

1 Legen Sie einen Bleistift oder dicken Filzstift auf den Boden. Versuchen Sie nun achtmal, den Stift mit den Zehen durch Einkrallen zu fassen und kurz anzuheben. Zur Vereinfachung können Sie diese Übung auch durchführen, ohne einen Stift zu greifen, oder Sie versuchen, ein auf den Boden gelegtes Tuch hochzuheben.

2 Die Ausgangsstellung ist der aufrechte Stand. Sie sind barfuß. Gehen Sie langsam wie eine Raupe mit Ihren Füßen über den Boden. Dabei krallen Sie die Zehen ein und lassen sie wieder locker. Das Fußgewölbe wird dabei leicht gebogen. Führen Sie diese Übung 8 Sekunden aus und wiederholen Sie sie dreimal.

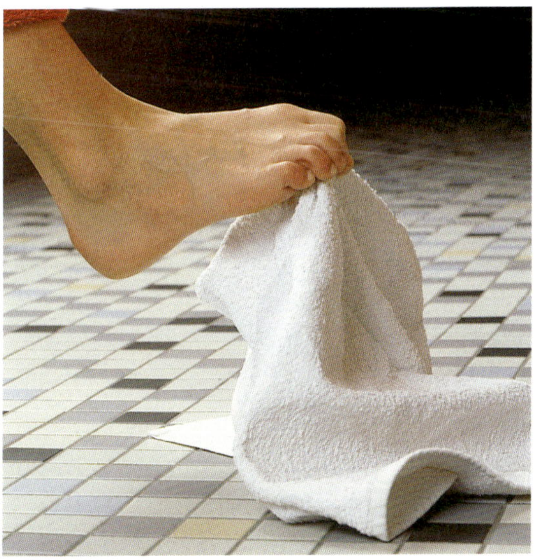

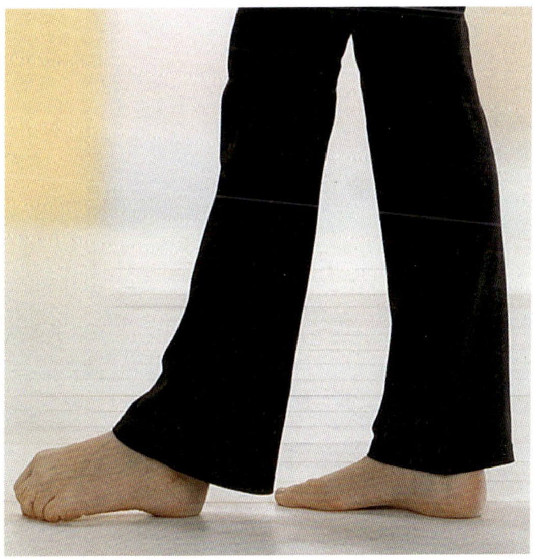

Kräftigung der beugenden Fußmuskulatur (Übung 1 links, Übung 2 rechts)

Kräftigung der streckenden Muskulatur

Strecken und spreizen Sie alle Zehen kräftig, und halten Sie die Spannung 8 Sekunden.

Kräftigung der anspreizenden Muskulatur der großen Zehe

Pressen Sie bewusst die gestreckte große Zehe 8 Sekunden gegen die zweite Zehe. Noch besser ist es, wenn Sie ein Blatt Papier zwischen die beiden Zehen legen und versuchen, es 8 Sekunden zu halten.

Diese Übung erscheint einfach. Kinder haben damit keine Probleme, Erwachsene müssen diese Anspreizbewegung aber oft neu lernen. Nach einigem Üben klappt es aber meist ganz hervorragend.

Richtiges Stehen und eine gute Haltung müssen von klein auf gelernt werden.

Achten Sie auf Ihre Haltung

Körperliche Aktivitäten sind heute überwiegend nur noch in der Freizeit vorzufinden. Durch monotones Verhalten werden jedoch

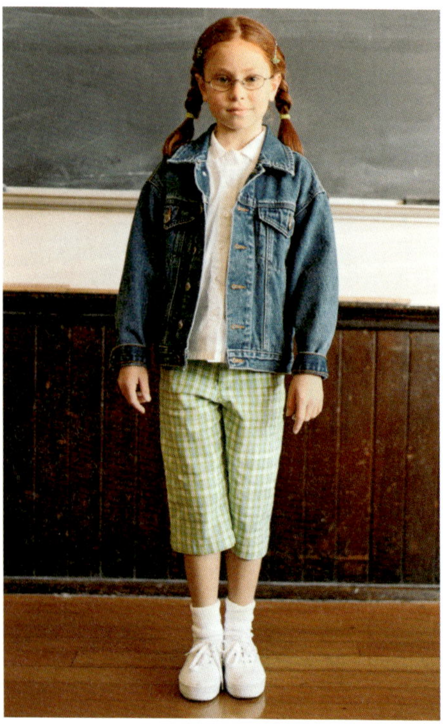

unsere Muskeln geschwächt. Gesellschaftliche Regeln und Verbote schränken das eigene Empfindungsvermögen ein, welches wir benötigen, um unsere Körperwahrnehmung zu trainieren. Heute geht man dazu über, den Rücken als Ganzes zu betrachten und ihn nicht nur als Schwachstelle zu sehen. In der Orthopädie nimmt die aktive Bewegung einen großen Rahmen ein, es gilt das Motto »Es gibt keine falsche Bewegung«.

So stehen Sie richtig

Dynamisch steht man aufrecht und gerade, das Brustbein ist nach vorn gedrückt. Die Schultern werden nach hinten gebracht, ohne sie dabei hochzuziehen, man drückt sie eher nach unten. Die natürliche Lordose wird ohne Hohlkreuz eingenommen. Dadurch kippt das Becken automatisch nach vorn in eine aufrechte Position, und die Hüftgelenke werden gestreckt. Der Körperschwerpunkt liegt hinten in der Mitte des Körpers – die Wirbelsäule wird gleichmäßig belastet.

Das Gewicht verlagern

Zur Entlastung der Wirbelsäule beim Stehen sollte man wiederholt das Gewicht vom rechten auf das linke Bein und wieder zurück verlagern. Wechseln Sie vom Fersen- in den Ballen- oder Zehenspitzenstand, und spannen Sie dabei wiederholt die Waden- und Gesäßmuskeln an. Generell gilt, dass Stehen für die Wirbelsäule weniger belastend ist als Sitzen.

Die beliebten Sit-ups stärken die Bauchmuskeln, allerdings sollte dabei die Lendenwirbelsäule auf dem Boden aufliegen bleiben.

EINE KRÄFTIGE BAUCHMUSKULATUR STÜTZT

Die Stabilisierung der LWS erfolgt einerseits durch das Anspannen der Rückenstreckmuskulatur, die sich von den Brustwirbeln über die Lendenwirbel bis hin zum Becken und dem Kreuzbein zieht. Andererseits wird die LWS aber auch von vorn durch die Bauchmuskulatur und die dazwischen liegende Luftblase mit den Bauchorganen, dem Zwerchfell als die obere Grenze und dem Beckenboden als die untere Grenze, gestützt. Dadurch wird deutlich, wie wichtig eine spezielle Kräftigung der Rücken- und Bauchmuskulatur ist.

So sitzen Sie richtig

Achten Sie beim Sitzen unbedingt auf eine ausreichende Sitzhöhe. Richtig ist sie, wenn die Rückseiten der Oberschenkel bequem auf der Sitzfläche aufliegen und am Stuhlrand nicht gequetscht werden. Die Sitzfläche sollte zur Erleichterung der aufrechten Beckenhaltung leicht nach vorn gekippt sein, oder Sie legen einen Sitzkeil unter. Doch darf dabei kein verstärktes Hohlkreuz erzeugt werden. Die Rückenlehne sollte leicht nach hinten geneigt und nicht zu kurz sein (etwas höher als die Schulterblätter).

Achten Sie auch beim Sitzen auf eine gute Haltung.

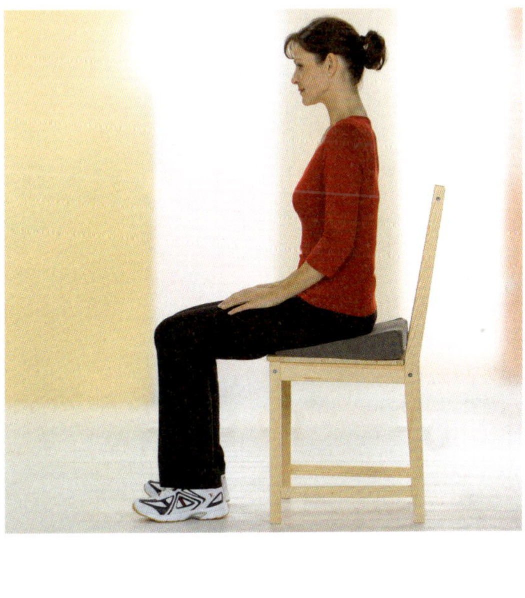

Übergewicht begünstigt Arthrose. Eine vernünftige Ernährungsumstellung kann daher auch eine sinnvolle Arthrosevorbeugung sein.

Entlasten Sie Ihren Rücken

Bei einer vorwiegend sitzenden Beschäftigung sollte man während der Arbeit nach konzentrierter Tätigkeit alle zwei Stunden Dehnübungen durchführen.

Selbstverständlich gelten auch für die Wirbelsäule die allgemeinen Grundsätze zur Vorbeugung von Arthrose:

- Übergewicht reduzieren
- Regelmäßiger Wechsel zwischen belastenden und entlastenden Tätigkeiten
- Wärmezuführung (Heizdecke)
- Heben schwerer Lasten vermeiden
- Heben immer nahe am Körper
- Bücken mit geradem Rücken, senkrecht in die Hocke gehen

Richtiges Heben und Bücken

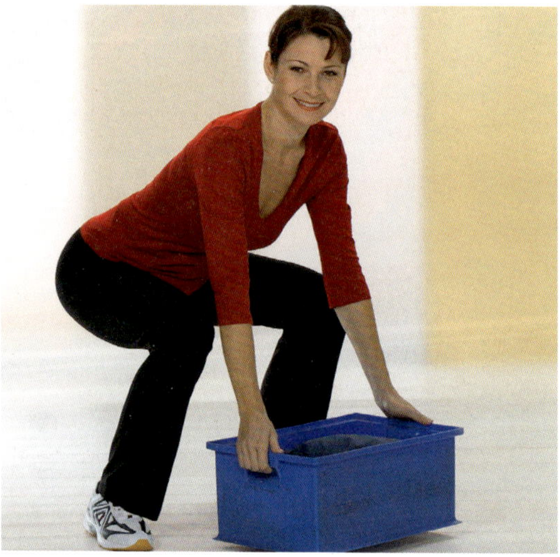

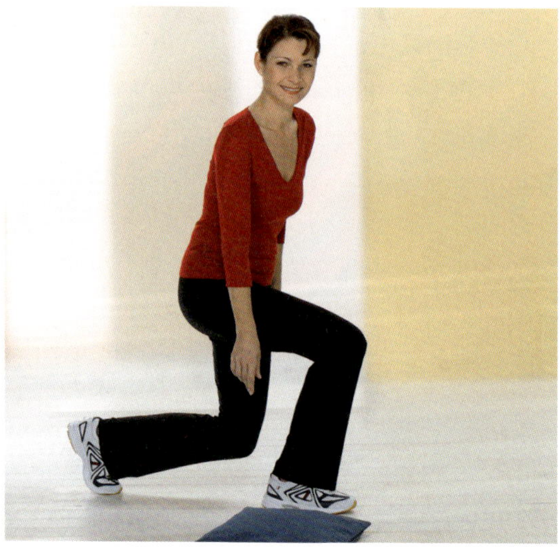

Übungen

Stufe 1: Muskelerwärmung und -lockerung

Der Haltungsfehler Hohlkreuz kann mit der Zeit zu erheblichen Beschwerden im Lendenwirbelsäulenbereich führen.

Drehen Sie den Oberkörper im Sitzen oder Stand ohne Nachfedern achtmal abwechselnd nach rechts und links. Dann neigen Sie den Oberkörper ebenfalls ohne Nachfedern je achtmal nach rechts und links zur Seite. Vermeiden Sie jedoch das Überstrecken nach hinten. Das Vornüberbeugen im Stehen mit durchgestreckten Beinen sollte nur der Entspannung dienen.

Stufe 2: Dehnung der Bauchmuskulatur

1 Legen Sie sich auf den Rücken, die Arme nehmen Sie nach hinten über den Kopf. Strecken Sie sich 20 Sekunden richtig aus. Räkeln Sie sich ausgiebig und verschieben Sie den Oberkörper leicht nach rechts und links.

Dehnung der Bauchmuskulatur (Übung 2)

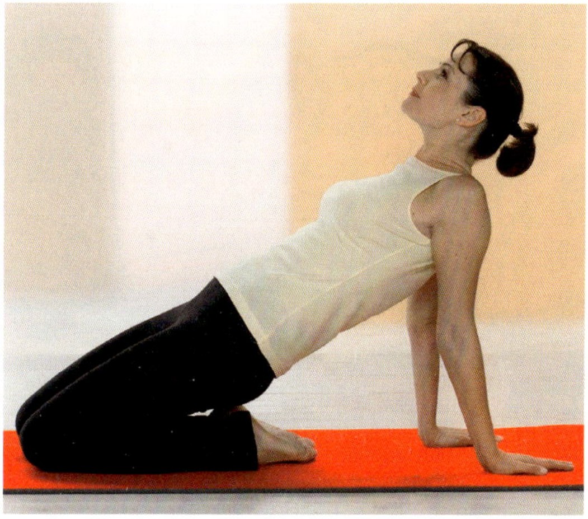

2 Setzen Sie sich auf die Unterschenkel und stützen Sie sich mit den Armen hinter dem Rücken ab. Strecken Sie den Körper besonders in den Hüftgelenken und beugen Sie sich langsam 20 Sekunden nach hinten. Dadurch können Sie den Dehnreiz in Ihrer Bauchmuskulatur wirkungsvoll steuern. Vermeiden Sie aber eine übermäßige Hohlkreuzbildung, da dies zu einer Überlastung der kleinen Wirbelgelenke und Überdehnung des vorderen Längsbandes der Wirbelsäule führt.

NIE DIE WIRBELSÄULE NACH HINTEN DEHNEN

Übungen, bei denen das vordere Längsband der Wirbelsäule aufgedehnt wird, sollten Sie niemals durchführen. Dazu gehört das Überstrecken von Kopf und Oberkörper nach hinten und z. B. die Ausführung der sogenannten Brücke aus der Rückenlage.

Dehnung der streckenden Rückenmuskulatur (Übung 1)

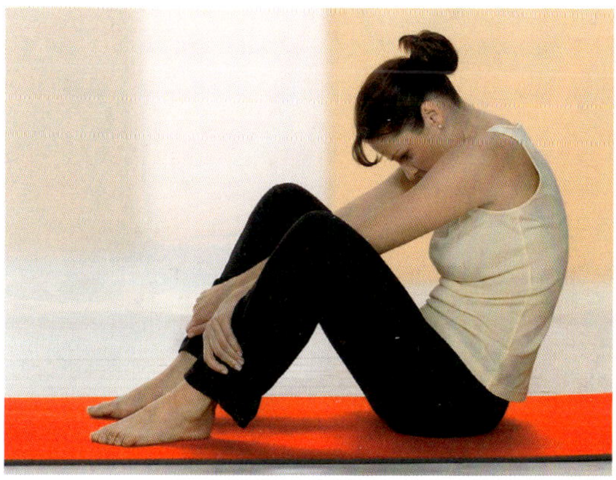

Dehnung der Rückenstreckmuskulatur

1 Setzen Sie sich auf den Boden, die aufgestellten Beine sind leicht angewinkelt. Dann beugen Sie den Oberkörper nach vorn, greifen mit den Armen von innen nach außen um die Unterschenkel und stecken den Kopf 20 Sekunden zwischen die Beine. Durch die Ausbildung eines Rundrückens entsteht ein Dehnreiz in der Rückenstreckmuskulatur.

Oben: Dehnung der streckenden Rückenmuskulatur (Übung 3)
Unten: Dehnung der seitlichen Rückenmuskulatur (Übung 1)

2 Einen dehnenden Katzenbuckel-Rundrücken können Sie auch erzeugen, wenn Sie sich auf einen Stuhl setzen, sich nach vorn beugen und den Kopf zwischen die Beine stecken. Die Arme werden zur Dehnung der Lendenwirbelsäulenmuskulatur gestreckt nach hinten angehoben, die Handflächen zeigen zur Decke.

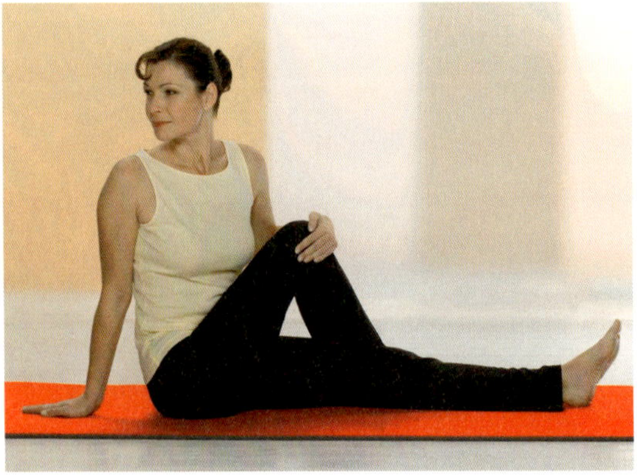

3 Sie sitzen auf dem Boden und stellen das linke Bein durch Kniebeugung an und setzen es über dem rechten Bein neben der Außenseite des rechten Kniegelenks auf. Dann drehen Sie Ihren Oberkörper in die entgegengesetzte Richtung, hier also nach links, und halten die Dehnung der Rückenstreckmuskulatur 20 Sekunden. Führen Sie die Übung spiegelbildlich auch in die andere Richtung aus.

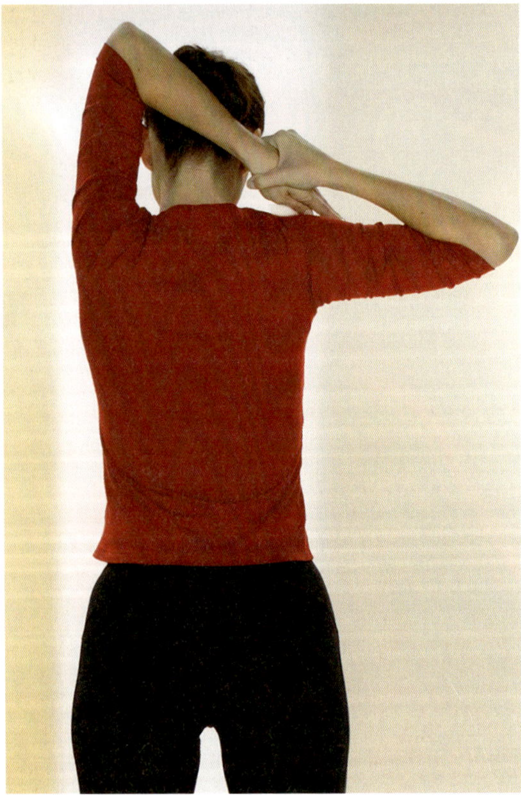

Dehnung der breiten und seitlichen Rückenmuskulatur

1 Sitzen oder stehen Sie aufrecht, vermeiden Sie ein Hohlkreuz. Dazu gehen Sie eventuell leicht in die Knie- und Hüftbeugung. Führen Sie den Arm hinter den Nacken und fassen Sie ihn mit der anderen Hand. Nun neigen Sie sich in Richtung der Gegenhand zur Seite und ziehen mit dieser unterstützend am angehobenen Arm hinter dem Nacken. Hierdurch entsteht unterhalb des angehobenen Arms ein Dehnreiz in der seitlichen und breiten Rückenmuskulatur, den Sie 20 Sekunden halten. Die Übung in beide Richtungen ausführen.

2 Legen Sie sich auf den Rücken. Winkeln Sie die Beine an und stellen Sie die Füße auf den Boden. Die am Boden liegenden Arme sind seitlich ausgestreckt. Lassen Sie beide

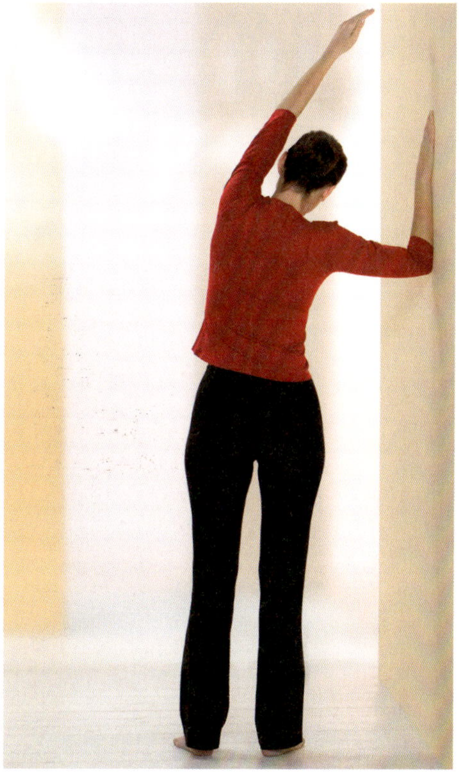

Beine zu einer Seite herunterfallen. Bleiben Sie 20 Sekunden in der zu dehnenden Haltung und wechseln dann auf die andere Seite.

3 Stellen Sie sich im aufrechten Stand mit der rechten Seite zur Wand, die rechte Handfläche stützt sich an der Wand ab. Die Finger zeigen nach oben, der linke Arm hängt neben dem Körper herab. Beugen Sie nun Ihren Oberkörper zur Wand. Der linke Arm wird über den Kopf gestreckt und mit zur Seite geneigt. Bleiben Sie in dieser Dehnstellung 20 Sekunden, lockern Sie sich und wechseln Sie die Seite.

Stufe 3: Kräftigung der Bauchmuskulatur

1 Sie liegen auf dem Rücken, winkeln die Beine durch Heranziehen an und setzen die Füße auf den Fersen auf, indem Sie die Fußspitzen anziehen. Heben Sie nun Kopf und Oberkörper wenige Zentimeter an und beugen beide Arme leicht im Ellenbogen. Schieben Sie dann mit den Händen, die nach oben abgewinkelt sind, und mit gestreckten Fingern einen imaginären Widerstand nach unten in Richtung der Beine weg. Halten Sie diese Anspannung 8 Sekunden.

Sitzen auf großen Gymnastikbällen ist deshalb von Vorteil, weil der Sitzende sich ständig die richtige Position erkämpfen muss und nicht statisch auf dem Gesäß ruht.

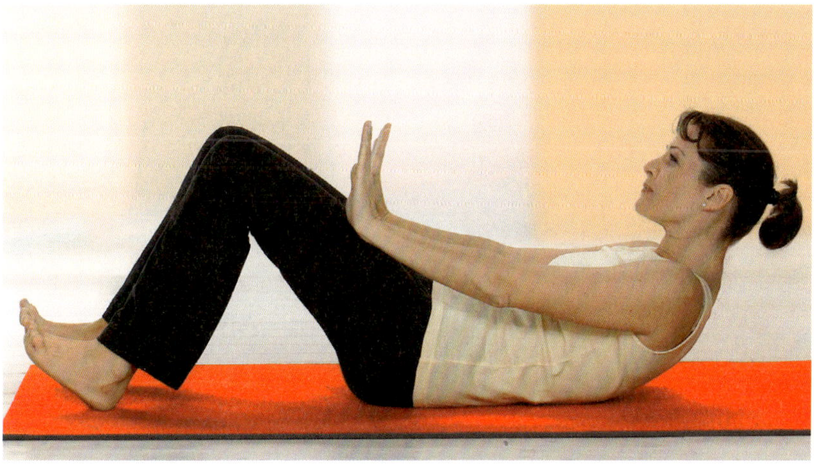

*Oben: Dehnung der seitlichen Rückenmuskulatur (Übung 3)
Unten: Kräftigung der Bauchmuskulatur (Übung 1)*

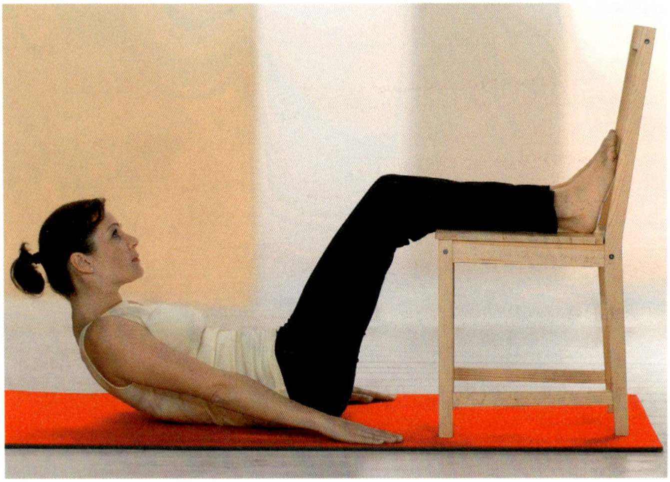

Kräftigung der Bauchmuskulatur (Übung 2)

2 Sie liegen auf dem Rücken und winkeln die aufgestellten Beine an. Oder Sie legen die Unterschenkel auf eine Bank bzw. einen Stuhlsitz. Sie dürfen die Füße aber nicht einhängen und als Gegenhalt benutzen, da sonst nicht die Bauch-, sondern die Hüftbeugemuskulatur angespannt wird.

Rollen Sie nun den Oberkörper achtmal durch leichtes Anheben ein. Die Arme bleiben seitlich neben dem Körper liegen, nicht abstützen. Sie können auch die Hände hinter dem Nacken verschränken, drücken Sie aber beim Anheben des Oberkörpers nicht gegen Nacken oder Kopf.

Zur Kräftigung der schrägen Bauchmuskulatur führen Sie diese Übung je achtmal nach rechts und links so aus, dass Sie mit dem rechten Unterarm den linken Oberschenkel, mit dem linken Unterarm den rechten Oberschenkel berühren. Die Hände müssen hierzu hinter dem Nacken verschränkt sein.

Kräftigung der Bauchmuskulatur (Übung 3)

3 Begeben Sie sich in den Kniestand. Die Arme werden in den Unterarmstütz gebracht. Die Füße sind auf die Zehen gestellt. Heben Sie die Knie 10 Zentimeter von der Unterlage ab. Halten Sie diese Position 8 bis 20 Sekunden. Achten Sie darauf, nicht ins Hohlkreuz zu fallen.

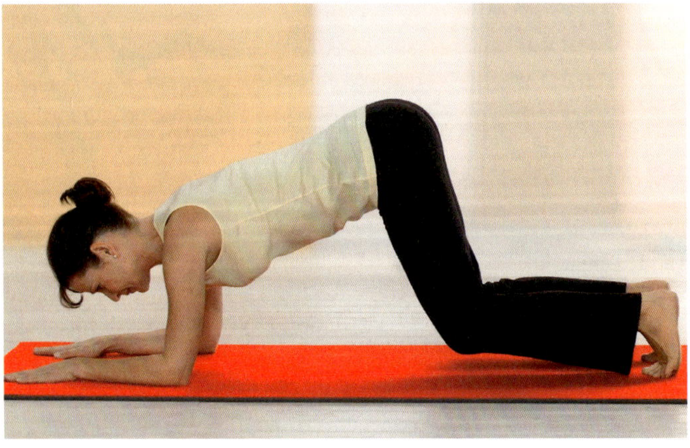

4 Nehmen Sie die Rückenlage ein. Das rechte Bein liegt ausgestreckt am Boden. Der Fuß ist gebeugt. Das linke Bein ist angewinkelt und der Fuß am Boden. Der linke Arm liegt gestreckt über dem Kopf am Boden. Der rechte Arm liegt ge-

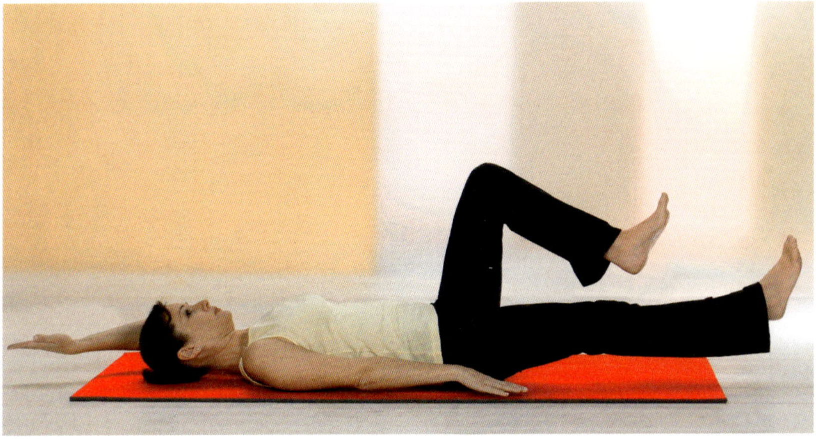

Kräftigung der Bauchmuskulatur (Übung 4)

streckt neben dem Körper am Boden. Wechseln Sie nun die Seite, um sich an den Bewegungsablauf zu gewöhnen.
Nun beginnt die Hauptübung: Beim Wechseln der Seite kommen Ihre Hände und Füße nicht mehr in Bodenkontakt. Denken Sie an Ihre Atmung und lassen Sie Ihre Lendenwirbelsäule am Boden. Die Seiten werden achtmal gewechselt.

Um bei den Übungen eine Hohlkreuzposition zu verhindern, legt man am besten ein Kissen oder eine zusammengelegte Decke unter.

Kräftigung der Rückenstreckmuskulatur

1 Sie liegen auf dem Bauch und versuchen zunächst, die Grundspannung der Rückenmuskulatur zu üben. Legen Sie zur Vermeidung einer verstärkten Hohlkreuzbildung ein festes Kissen oder eine zusammengelegte Decke unter den Bauch. Die Hände legen Sie bei ausgestreckten Armen auf das Gesäß. Sie spannen nun die Bauchmuskeln an und kneifen Ihre Gesäßmuskeln zusammen. Die Fersen schieben Sie nach hinten weg. Den Kopf heben Sie leicht an und recken ihn nach vorn, ohne ihn dabei zu sehr nach hinten zu überstrecken. Halten Sie diese Position 8 Sekunden. Sie steigern die Wirkung, wenn Sie die Hände vom Gesäß etwas anheben.

Kräftigung der streckenden Rückenmuskulatur (Übung 1)

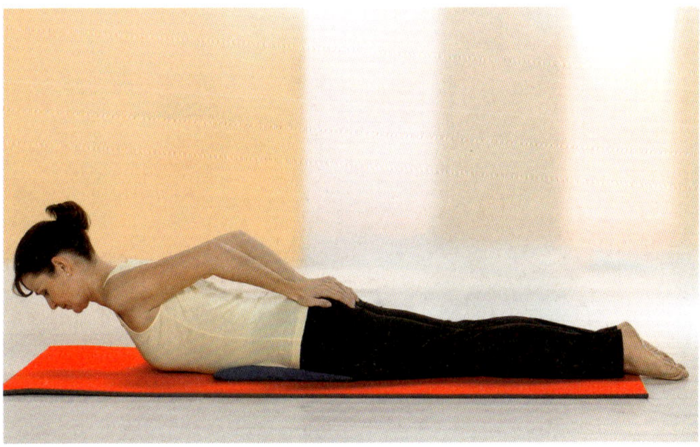

Es bringt wenig, wenn man nach Lust und Laune ab und zu mal übt. Wichtig ist die Kontinuität des Trainings.

2 Legen Sie in Bauchlage die Hände vor der Stirn mit abgespreizten Ellenbogen auf den Boden. Das Kinn bleibt ständig auf der Brust, damit es durch eine Überstreckung der Halswirbelsäule nicht zu Nackenbeschwerden kommt. Heben Sie nun den Oberkörper achtmal leicht an, ohne dass ein Hohlkreuz entsteht.

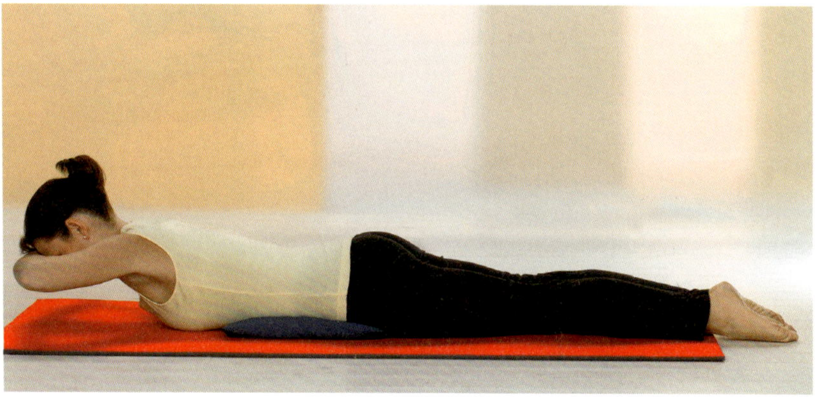

Kräftigung der streckenden Rückenmuskulatur (Übung 2)

3 Nehmen Sie den Fersensitz ein, und strecken Sie den Oberkörper und die Arme gerade nach oben. Dann beugen Sie den gestreckten Oberkörper und die Arme langsam durch Abbiegen der Hüftgelenke nach vorn und halten diese Position 8 Sekunden. Anschließend verlagern Sie den angespannten Oberkörper wieder langsam in die Ausgangsstellung. Dabei bleiben Sie im Fersensitz.

Kräftigung der streckenden Rückenmuskulatur (Übung 3)

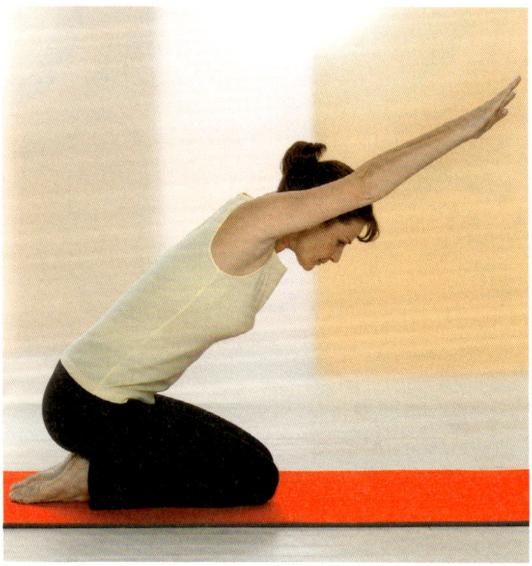

4 Gehen Sie in den stabilen Vierfüßerstand. Das Becken wird aktiv aufrecht gehalten. Im ersten Übungsablauf strecken Sie das rechte Bein und den linken Arm diagonal von sich weg. Hand und Fuß sind gestreckt.

Im zweiten Vorgang heben Sie den rechten Arm und das rechte Bein der gleichen Seite ab. Wiederholen Sie den ersten Ablauf insgesamt achtmal, dann gehen Sie in den zweiten Übungsablauf und wiederholen ihn insgesamt achtmal.

Kräftigung der breiten Rückenmuskulatur

1 Begeben Sie sich in Bauchlage, und schieben Sie sich ein festes Kissen unter den Bauch. Dann legen Sie die Arme in U-Form neben den Körper, Ellbogengelenke sind rechtwinklig gebeugt, die Handrücken liegen auf dem Boden neben dem Kopf. Bauen Sie 8 Sekunden eine Grundspannung auf, indem Sie gleichzeitig beide Arme ca. 10 Zentimeter anheben und die Schulterblätter in Richtung Brustwirbelsäule zusammenschieben. Sie steigern die Effektivität, indem Sie zusätzlich mit Ihren Armen Bewegungen wie beim Brustschwimmen ausführen. Überstrecken Sie aber den Hals nicht, sondern lassen Sie das Kinn auf der Brust ruhen.

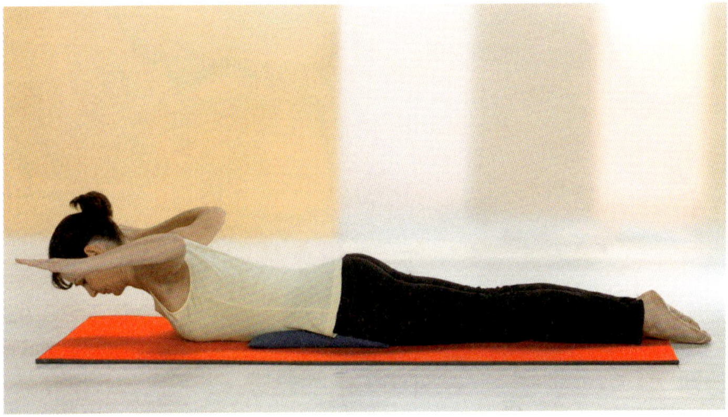

Kräftigung der breiten Rückenmuskulatur (Übung 1)

2 Legen Sie sich auf den Rücken. Stützen Sie sich auf Ihre Ellenbogen, als würden sie am Meer liegen und ins Wasser schauen. Die Füße sind angezogen. Die Fußspitzen sind gestreckt. Heben Sie Ihr Becken so weit an, dass der ganze Rücken gerade ist. Halten Sie diese Position 20 Sekunden. Achten Sie auf Ihre Atmung: Nicht die Luft anhalten!

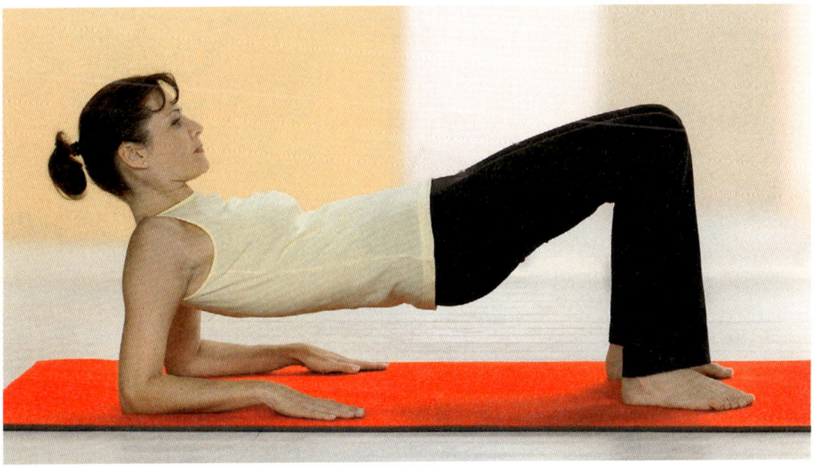

Kräftigung der breiten Rückenmuskulatur (Übung 2)

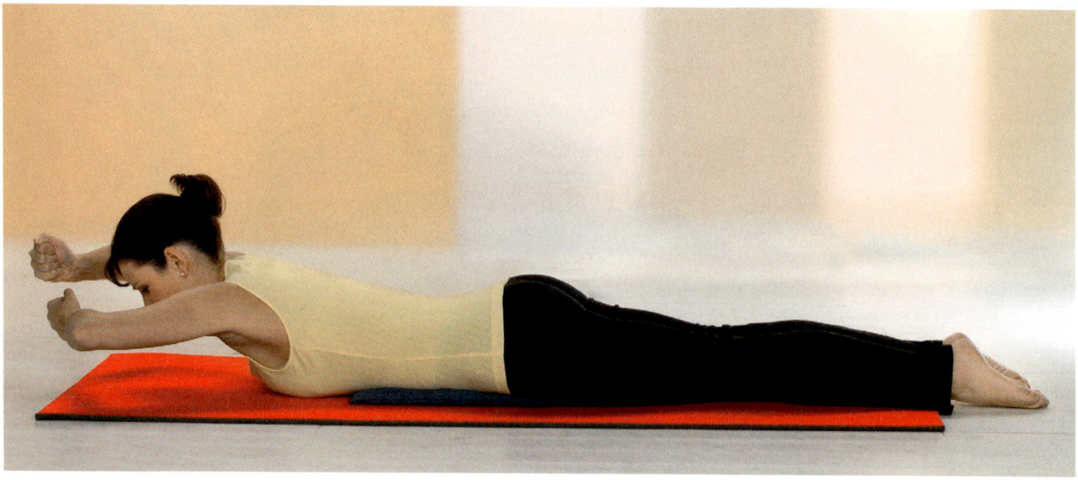

Kräftigung der breiten Rückenmuskulatur (Übung 3)

3 Die Ausgangsstellung ist die Bauchlage. Wenn Sie es für wichtig halten, können Sie ein Kissen unter den Bauch legen, falls Sie Ihre Lendenwirbelsäule nicht von allein stabilisieren können. Die Beine sind gestreckt. Die Füße liegen mit dem Fußrücken am Boden. Beide Arme liegen im Halbkreis vor dem Kopf. Die Hände liegen geöffnet mit der Handinnenfläche auf der Unterlage.
Nun werden beide Füße an der ganzen Innenseite zusammengedrückt. Die Beine und die Gesäßmuskeln werden angespannt. Der Bauch wird eingezogen. Die Hände werden zu Fäusten geballt. Damit trommeln Sie im Wechsel auf den Boden, während die Arme in Kopfhöhe angehoben sind. Der Kopf ist ebenfalls angehoben und in leichter Doppelkinnposition.
Nach der Übung werden der Kopf und die Arme abgelegt und die Hände geöffnet. Wiederholen Sie die Übung dreimal, und trommeln Sie jeweils 8 Sekunden mit den Händen.

So liegen Sie richtig – Schlafposition bei Arthrose

Eine spezielle Lagerung ist bei Gelenkarthrose an Armen und Beinen nicht erforderlich. Auch wenn sie als sehr angenehm empfunden werden, sollten unterstützende Polsterungen nur kurzfristig – höchstens zwei Wochen – erfolgen. Das Unterlegen eines Kissen unter die Kniegelenke wäre auf Dauer sogar schädlich, da sich dadurch die Beugemuskeln der Hüft- und Kniegelenke verkürzen und eine vollständige Streckung nicht mehr möglich wäre. Fehlbelastungen und verstärkte Beschwerden wären die Folge.

Die richtige Schlafposition ist bei Arthrose von großer Wichtigkeit. Das Unterlegen von Kissen oder Polstern ist schädlich, da sich dadurch die Muskeln verkürzen.

Entlastende Lagerung

Im akuten Schmerzstadium empfiehlt es sich, die Lendenwirbelsäule durch die sogenannte Stufenlagerung zu entlasten. Dabei wird in den Hüft- und Kniegelenken rechtwinklig gebeugt und die Unterschenkel werden auf einem Schaumstoffblock gelagert. Dadurch gleicht sich die vermehrte Beckenkippung nach vorn aus, und die Hohlkreuzstellung der Lendenwirbelsäule wird vermindert, außerdem entlastet diese Lage die kleinen Wirbelgelenke.
Da diese Lagerung bei starken Schmerzen nicht immer als angenehm empfunden wird, ist die Position, die am wenigsten Schmerzen verursacht, ebenso erlaubt und möglich.

WELCHE MATRATZE IST GUT FÜR DEN RÜCKEN?

Eine Matratze sollte nicht zu hart sein und die anatomische Ausbiegung der Lendenwirbelsäule in Rückenlage durch ein leichtes Einsinken des Gesäßes und der Brustwirbelsäule ermöglichen. Bei einer weichen Matratze dagegen hängt das Gesäß durch, was zu einer belastenden und schädlichen Ausbiegung der Lendenwirbelsäule nach hinten führt. Die ideale Matratze ermöglicht in Seitenlage ein leichtes Einsinken des Gesäßes und der Schulter. Dadurch bleibt die Wirbelsäule insgesamt gerade und entspannt.

Ein Tipp für den Alltag: Für das gesamte Thema »Rücken« gilt das »24-Stunden-Verhalten«. Wenn Sie einen ganzen Tag Revue passieren lassen, wird ihnen auffallen, wie viel Monotonie in Ihren Bewegungen steckt: Das Sitzen am Frühstückstisch, während der Arbeit, im Auto oder auch im Kino.
Versuchen Sie, einen der kommenden Tage zu nutzen und diese Monotonie zu durchbrechen, was nicht heißen soll, dass Sie nicht mehr sitzen dürfen. Morgens können Sie z. B. Ihre eigene Version der Reise nach Jerusalem spielen, indem Sie einen anderen Sitzplatz am Tisch wählen (machen Sie das ruhig jede Woche); dies führt dazu,

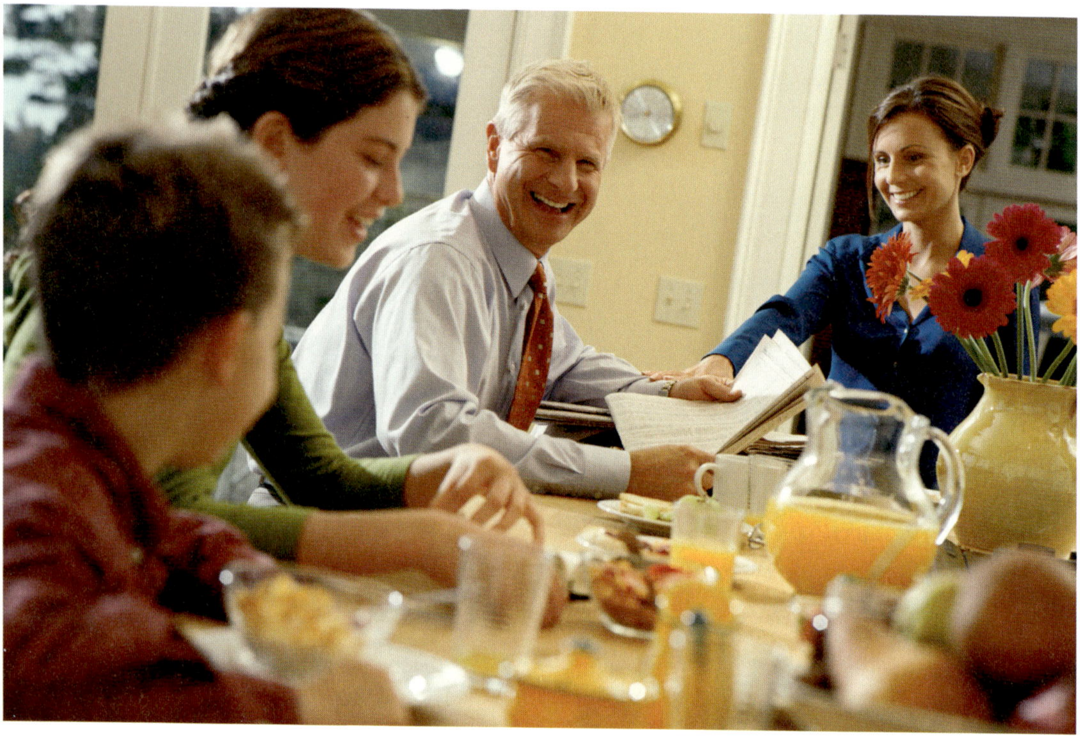

Viele Übungen für die Beweglichkeit Ihrer Gelenke können Sie ganz einfach in Ihren Alltag einbauen, das Kreisen der Füße z. B., wenn Sie am Frühstückstisch sitzen.

dass sich Ihr Kopf in andere Richtungen drehen muss. Im Büro können Sie im Stehen telefonieren, oder Sie legen sich ein mit Luft gefülltes Sitzkissen auf den Stuhl; das regt an, die Lendenwirbelsäule zu bewegen. Im Kino können Sie Fußgymnastik machen.

Der gesamte Alltag steckt voller Möglichkeiten: Dehnen Sie sich zwischen einem Türrahmen, oder gehen Sie die Treppen mal schnell, mal langsam. Lassen sie Ihren Ideen freien Lauf!

Entlastung der Halswirbelsäule

Für eine optimale Entlastung der Halswirbelsäule in Rücken- wie auch Seitenlage sorgen anatomisch geformte Spezialkissen, die im Sanitätsfachhandel erhältlich sind. In Rückenlage wird dabei der Kopf leicht angehoben, sodass die Halswirbelsäule in einer entlastenden leichten Ausbiegung und Beugung nach vorn eingestellt ist. In Seitenlage sollte die Höhe des Kissens dem individuellen Abstand zwischen der Schulter und dem Ohr entsprechen (meist 8 bis 12 Zentimeter), damit die Halswirbelsäule nicht seitlich abknickt.

In der Halbseiten- oder Bauchlage sollte der Brustkorb durch ein kleines Kissen leicht angehoben werden. In Bauchlage nie das Kopfteil anheben oder ein zusätzliches Kissen unterlegen, sonst wird die Halswirbelsäule nach hinten überstreckt.

Anatomisch geformte Spezialkissen aus dem Sanitätsfachhandel sind zwar gewöhnungsbedürftig, entlasten aber die Halswirbelsäule effektiv.

Übungen

Dehnung der Halsmuskulatur

Nach langem Sitzen vor dem PC und nach mancher Hausarbeit steht der Hals-Nacken-Bereich unter Stress. Mit den folgenden Übungen erhalten Sie die Möglichkeit, den Verspannungen im Voraus zu begegnen.

1 Führen Sie das Kinn so lange in Richtung Brust, bis ein leichter Zug im Hals-Nacken-Bereich zu spüren ist. Achten Sie dabei auf eine gerade Sitzhaltung. Der Zug kann bis in den Rücken gespürt werden. Halten Sie diese Dehnung 20 Sekunden.

Wenn Sie das Kinn während der Übung nach rechts oder links bewegen, können Sie dadurch die seitliche Halsmuskulatur dehnen. Sie können den Zug intensivieren, indem Sie die Hände an den Hinterkopf legen.

2 Die Ausgangsstellung für diese Übung ist der Sitz. Schieben Sie Ihren Kopf, als würde er auf einer Schiene liegen, so weit wie möglich nach vorn. Achten Sie darauf, dass das Kinn immer auf der gleichen Höhe bleibt. Anschließend schieben Sie Ihren Kopf in die Ausgangsstellung zurück. Wiederholen Sie diese Übung achtmal.

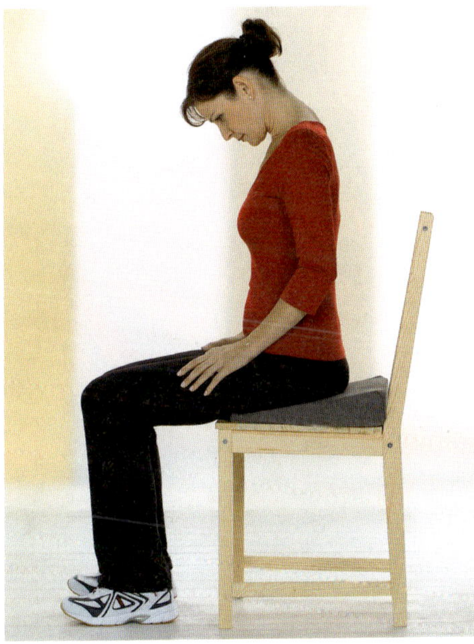

Dehnung der Halsmuskulatur (Übung 1)

Kräftigung der Halsmuskulatur

Mit Kräftigungsübungen kann man den Muskelmantel, der den Hals stützt, aufbauen, erhalten und somit Verspannungen vorbeugen. Teilweise ist es aber auch möglich, den Schmerz- oder Verspannungskreislauf zu erhöhen. Deshalb sollten Sie darauf achten, dass Sie sich schon während der Dehnung wohlfühlen, da die Kräftigung verstärkt wirken kann.

1 Legen Sie die rechte Hand über den Kopf mit der Handfläche an die linke Kopfseite. Drücken Sie den Kopf in die rechte Handseite, und halten Sie diese Position 20 Sekunden.
Verschränken Sie die Finger ineinander, und legen Sie die Hände mit der Innenfläche an die vordere Stirnseite. Bauen Sie einen sanften Druck mit der Stirn gegen die Hände auf. Diese Position 20 Sekunden halten.
Verschränken Sie die Finger ineinander, legen Sie die Handinnenflächen in den Nacken, und bauen Sie langsam Spannung auf, indem Sie den Kopf gerade nach hinten in die Hände bewegen. Dies Position 20 Sekunden halten.

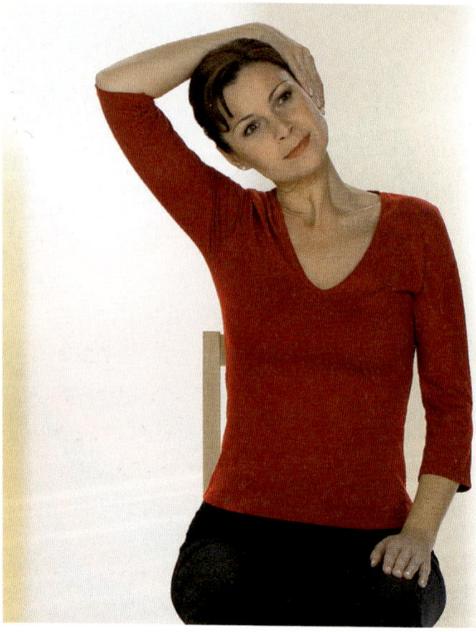

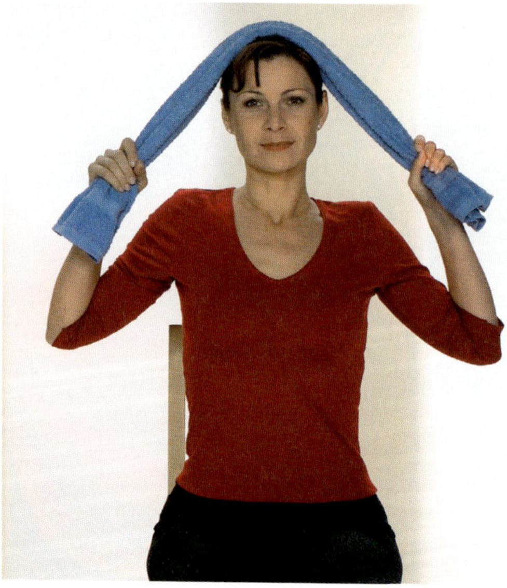

Links: Kräftigung der Halsmuskulatur (Übung 1)
Rechts: Kräftigung der Halsmuskulatur (Übung 2)

Die Ausgangsstellungen können wahlweise im Sitz oder im Stand ausgeführt werden.
2 Nehmen Sie ein Handtuch, fassen Sie es an den Enden und führen es über den Kopf. Achten Sie darauf, dass in dieser Position die Ellenbogen ein wenig gebeugt bleiben.
Bauen Sie nun eine Spannung auf, als wollten Sie das Handtuch auseinanderreißen. Behalten sie diesen Zug 20 Sekunden bei, während Sie Ihre Hände nach rechts und nach links je 5 bis 10 Zentimeter bewegen.

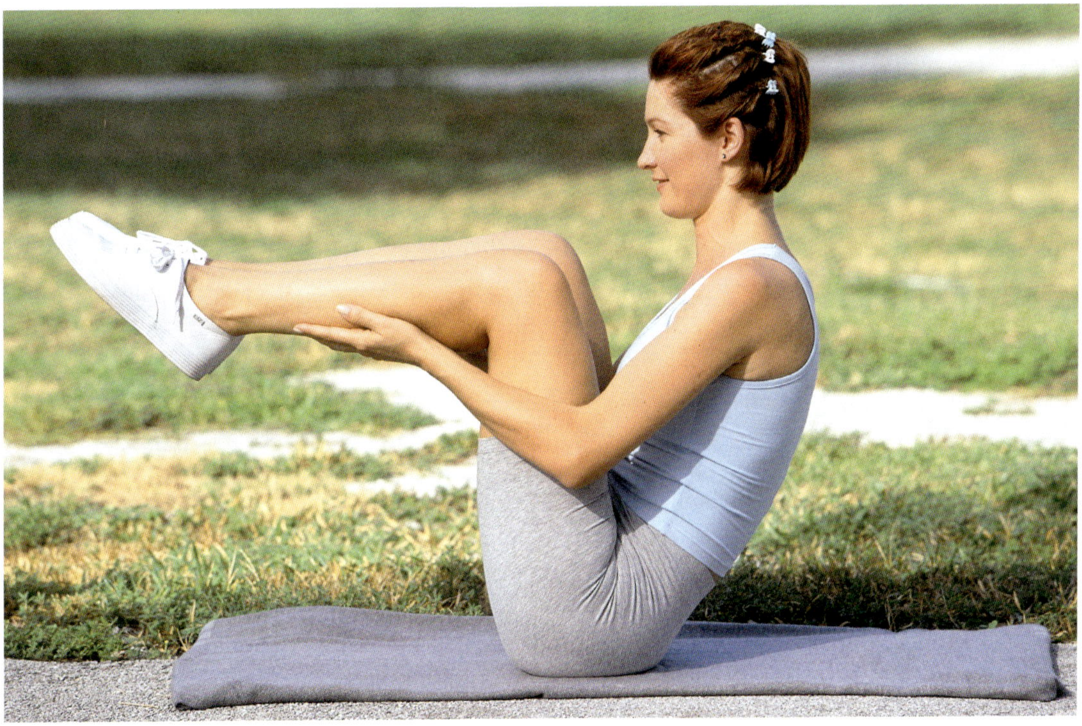

Ein guter Trainingsplan

Richtiges Training geht nicht »nebenher«, sondern muss systematisch geplant und aufgebaut werden.

Nachdem Sie jetzt mehrere Übungen für die verschiedenen Gelenkgruppen kennen gelernt und Tipps für deren Umsetzung erhalten haben, liegt es nun an Ihnen, regelmäßig zu üben, denn auch eine noch so gut trainierte Muskulatur bildet sich zurück, wenn ihr kein Reiz zugeführt wird. Viel Spaß beim Trainieren!

Vielleicht haben Sie Lust bekommen, sich ein eigenes Programm zusammenzustellen. Übungen für Ausdauer, Kraft und Koordination sollten hierfür gut gemischt sein:

- **Kraft:** Training mit Gewichten (Hanteln, Theraband, Flexibar, Knetmasse) oder Arbeit mit dem Körper (Ausgangsstellung, Wiederholungszahl), Fitnessstudio
- **Ausdauer:** Radfahren (Ergometer), Wassergymnastik, Spazierengehen, auch Walking oder Nordic-Walking können gemacht werden, wenn Sie keine Gelenkschmerzen verspüren.
- **Koordination:** Einbeinstand, Balancieren und koordinative Übungen am Boden tun gut.

Arthrose im täglichen Leben

Ein wesentlicher Faktor im Umgang mit der Arthrose ist der psychische Aspekt. Viele Menschen fühlen sich durch diese Erkrankung, die ihren Bewegungsspielraum erheblich einschränkt, an den Rand der Gesellschaft gedrängt, weil sie nun in allen Lebensbereichen nicht mehr so leistungsfähig sind wie früher. Wichtig ist, dass die Betroffenen versuchen, ihre Beschwerden ernst zu nehmen. Selbst am Arbeitsplatz lassen sich Möglichkeiten finden, in Zusammenarbeit mit dem Arbeitgeber oder dem Betriebsarzt Lösungen zu schaffen.

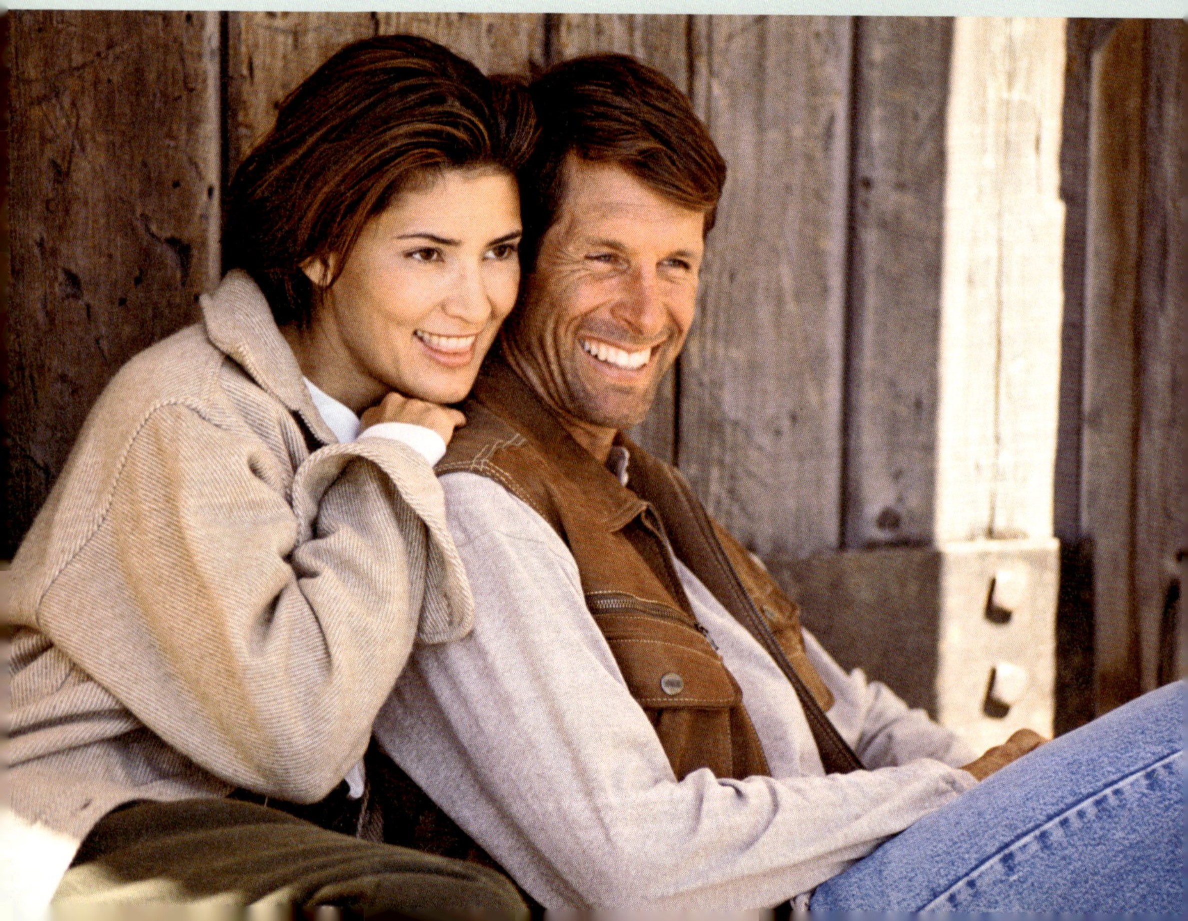

Arthrose-Check

Auch die Früherkennung der Erkrankung hilft: Wird der Knorpelabbau frühzeitig entdeckt, kann man das Fortschreiten der Erkrankung verhindern oder verlangsamen. Die Beantwortung einiger Fragen gibt Ihnen Anhaltspunkte, ob Sie zur Klärung von »Arthrose ja oder nein« einen Arzt aufsuchen sollten.

FRAGEN ZUR FRÜHERKENNUNG

- Sind Sie bei Ihrer beruflichen Tätigkeit besonderen Gelenkbelastungen ausgesetzt, z. B. Tätigkeiten im Knien (Fliesenleger), mit Druckluftwerkzeugen (Arbeiten mit Presslufthämmern), Tätigkeiten, bei denen Sie schwere Lasten heben oder tragen müssen? Ja ☐ Nein ☐
- Treiben Sie regelmäßig Leistungssport? Ballsportarten wie Squash, Tennis, Hand- oder Fußball, bei denen Sie häufig aus vollem Lauf abrupt abbremsen oder die Richtung ändern müssen, belasten die Gelenke. Ja ☐ Nein ☐
- Hatten Sie schon einmal eine Gelenkverletzungen, beispielsweise eine schwere Gelenkverstauchung oder Prellung? Ja ☐ Nein ☐
- Wurden Sie schon einmal an einem Gelenk operiert? Ja ☐ Nein ☐
- Haben Sie am Morgen Probleme mit »eingerosteten« Gelenken (Anlaufschmerz)? Ja ☐ Nein ☐
- Leiden Sie bei Belastung unter Gelenkschmerzen, beispielsweise beim Gehen, Treppensteigen, Aufstehen? Ja ☐ Nein ☐
- Haben Sie bei Bewegungen ein Knirschen oder Reiben Ihrer Gelenke festgestellt? Ja ☐ Nein ☐
- Fühlen sich Ihre Gelenke nach Belastung warm an? Ja ☐ Nein ☐
- Sind Ihre Gelenke »wetterfühlig« - Kälte, Nässe, Wetterwechsel? Ja ☐ Nein ☐
- Leiden Sie an einer Beinfehlstellung (X- oder O-Beine)? Ja ☐ Nein ☐
- Haben Sie schon einmal unter geschwollenen Gelenken gelitten? Ja ☐ Nein ☐
- Sind Sie älter als 50 Jahre? Ja ☐ Nein ☐
- Sind in Ihrer Familie Gelenkprobleme bekannt? Ja ☐ Nein ☐
- Haben Sie Übergewicht (Body-Mass-Index über 25)? Ja ☐ Nein ☐

Je mehr dieser Fragen Sie mit »ja« beantwortet haben, desto eher sollten Sie ärztlichen Rat suchen.

Arthrose bei Kindern und Jugendlichen

Glücklicherweise sind Kinder und Jugendliche selten von einer Arthrose betroffen. Tritt sie jedoch beispielsweise im Gefolge einer Erkrankung wie rheumatoider Arthritis auf, ist der Arzt vor Probleme gestellt.

Die erste Maßnahme bei Arthrose ist auch bei Kindern und Jugendlichen eine intensive krankengymnastisch-physikalische Behandlung sowie eine Therapie der Grunderkrankung.

Gerade für Kinder und Jugendliche ist es von außerordentlicher Bedeutung, dass sie sportlich aktiv sind. Was die Entwicklung von Muskeln und Gelenken betrifft, werden in dieser Zeit die Grundlagen für das spätere Leben gelegt, und das Gleiche gilt für die Einstellung zu Sport und körperlicher Betätigung. »Was Hänschen nicht lernt, ...« – wer sich nicht schon in der Jugend daran gewöhnt, sorgsam mit seinem Bewegungsapparat (und seinem ganzen Körper) umzugehen und ihn durch regelmäßiges Training zu fordern, läuft eher Gefahr, später an einer Arthrose zu erkranken.

Bereits Schmerzen?

Schlechte Körperhaltung und fehlende Bewegungsspiele im Jugendalter können später nicht mehr kompensiert werden. Nicht selten haben heute Kinder bereits im frühen Grundschulalter Schmerzen im zu schwach ausgebildeten und untrainierten Muskel-Skelett-System – ein Problem, das noch vor wenigen Jahren gänzlich unbekannt war.

Rehabilitation bei Arthrose

Nach einer Operation oder längeren Krankheit aufgrund einer Arthrose werden nicht-operative und operative Behandlungsformen (z.B. der Einsatz eines künstlichen Gelenks) durch Rehabilitation ergänzt und vertieft. **Rehabilitationsziele** bei Arthrosen sind:

- Funktionsstörungen, seien sie durch die Erkrankung bedingt oder eine normale Folge der Operation, sollen behoben oder gebessert werden.
- Schmerzen sollen bekämpft werden.
- Wenn eine Versorgung mit orthopädischen Hilfsmitteln erfolgt ist, wird deren Gebrauch trainiert.

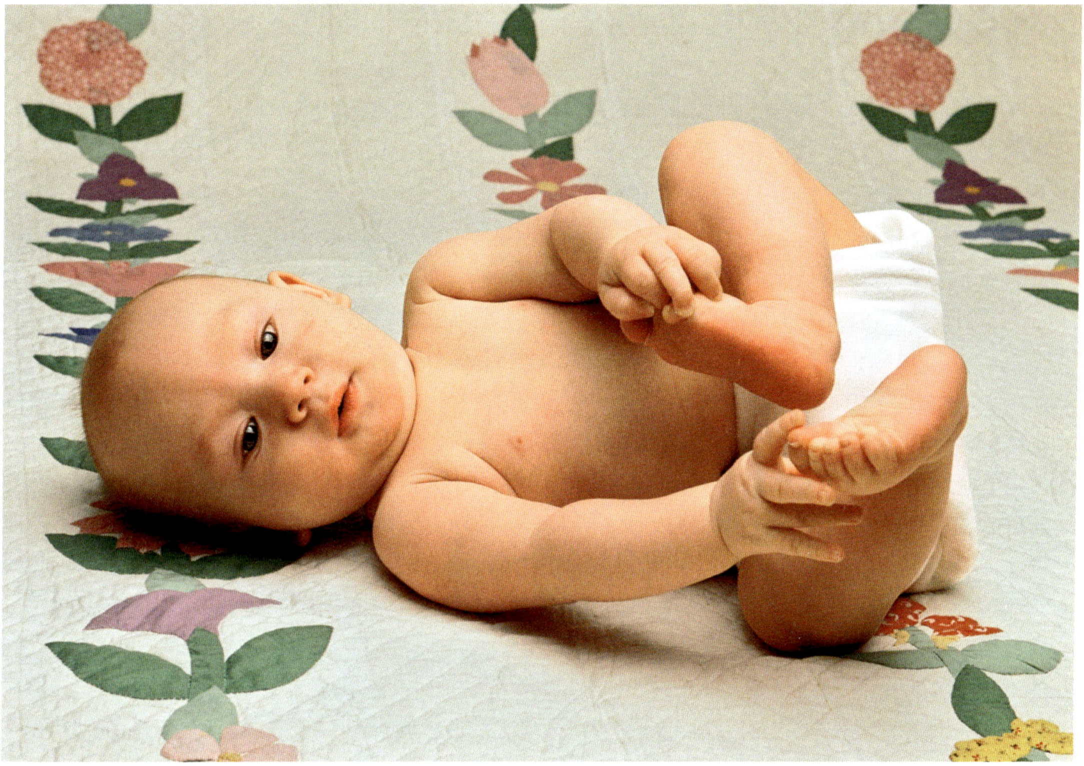

- Ersatzfunktionen ohne Gebrauch eines versteiften oder in seiner Funktion eingeschränkten Gelenks werden im Alltag geübt.
- Es erfolgt eine Beratung zu Ernährungsgewohnheiten, falls erforderlich auch zum Abbau von Übergewicht.
- Ein an die Krankheit angepasstes Freizeit- und Sportverhalten wird erlernt.
- Schließlich soll am Ende die Wiedereingliedern in das berufliche und soziale Umfeld stehen.

Früherkennungsuntersuchungen helfen, Gelenkschäden schon bei Kleinkindern festzustellen und entsprechend gegenzusteuern.

Arthrose und Sport

Ein wesentliches Ziel für Patienten mit Arthrose ist der Erhalt oder die Verbesserung der Mobilität. Unter diesem Gesichtspunkt kommen die klassischen Ausdauersportarten wie Schwimmen, Radfahren (eventuell auf dem Heimtrainer) und Skilanglauf infrage sowie neue, die Gelenke schonende Aktivitäten wie Aquajogging und Wal-

In den letzten Jahren ist neben Physio- und Ergotherapie der Sport in die Rehabilitationsprogramme eingezogen. Gelenkschonende Sportarten wie Walking (zügiges Gehen) oder Aquatraining haben mittlerweile einen festen Platz im Trainingsprogramm.

king. Bei der Wahl der richtigen Sportart muss aber die Gesamtsituation berücksichtigt werden. Wenn Sie früher bereits sportlich aktiv waren, empfiehlt es sich, diese oder artverwandte Sportarten »arthroseangepasst« wieder aufzunehmen.

Aktivität ist wichtig

Entscheidend ist, dass Sie auch bei Schmerzen versuchen, aktiv zu bleiben. Die Bewegungstherapie bei Arthrose ist eine Dauertherapie, um zumindest ein bestimmtes Bewegungsausmaß über einen langen Zeitraum erhalten zu können.

Mit der Wassergymnastik in Form eines Bewegungsbades beispielsweise werden gleichzeitig mehrere Therapiefaktoren (Wärme, Wasser, Bewegung) wirksam.

Eine klare Antwort auf die Frage, *welche* Sportarten bei Arthrose geeignet sind und welche nicht, kann man nicht geben. Denken Sie dabei an Folgendes:

- **Wie lange** wird die betreffende Sportart schon betrieben? Wer von klein auf Ski fährt, kann sicher besser mit den krankheitsbedingten Einschränkungen umgehen.
- Ist man **Anfänger** oder fast ein Profi? Dem Anfänger fällt es womöglich leichter, sich zurückzunehmen; der Profi dagegen hat höhere Ziele und wird gesundheitliche Verschlechterungen kaum in Kauf nehmen.
- Wird die Sportart **regelmäßig** im Verein unter Anleitung oder nur hin und wieder ausgeführt? Der Hobbysportler im Verein wird immer mit einem Aufwärmprogramm beginnen und mit dem Trainer das auf ihn abgestimmte Trainingsprogramm durchführen.
- **Schwimmen** ist sehr gut geeignet: Hier kann man die Belastung selbst regulieren. Sehr geeignet, weil der ganze Körper an der Bewegung teilnimmt. Die Bewegung wird durch den Auftrieb erleichtert. Bei Problemen mit den Knien oder bei Knieimplantaten ist nur der Kraulstil oder das Rückenschwimmen zu empfehlen
- Beim **Fußballspielen** kann es zu extremen Belastungssituationen kommen.

- Beim **Skifahren** müssen Kniegelenke und Wirbelsäule harte Stöße einstecken. Bei Schäden an den großen Gelenken und bei Gelenkimplantaten nicht zu empfehlen. Die Sturzgefahr ist sehr groß, dabei sind Verdrehungen der Gelenke möglich. **Skilanglauf** ist dagegen gut möglich, wenn stärkere Steigungen oder Gefälle gemieden werden. Dabei sind breitere Ski zu empfehlen.

Obwohl Sport grundsätzlich der Arthrose vorbeugt, ist bei vielen Extremskifahrern und Tennisspielern über 40 Jahren bereits ein Gelenkverschleiß festzustellen.

Allgemeine Tipps zum Sport bei Arthrose:

- Achten Sie auf die richtige Technik (z.B. beim Laufen), den angemessene Trainingsumfang, gute Ausrüstung (z.B. geeignete Schuhe zum Laufen).
- Vermeiden Sie Kampfsportarten.
- In vielen Sportarten finden sich Alternativen, die den Bewegungsapparat geringer belasten. Stellen Sie beispielsweise vom Skiabfahrtslauf auf -langlauf um.
- Stellen Sie auch nicht zu hohe Erwartungen an sich.
- Stellen Sie Heimtrainer korrekt ein.
- Optimieren Sie Ihre Spieltechniken z.B. bei Golf oder Tennis.

SPORTARTEN

Die folgende Auswahl listet einige Sportarten mit besonderer Berücksichtigung des von der Arthrose betroffenen Gelenks auf:

- **Sprunggelenkarthrose:** Rudern, Reiten, Schwimmen, Radfahren, Aquajogging
- **Kniegelenkarthrose:** Gymnastik, Radfahren, Walking, Schwimmen (Kraulen), Aquajogging
- **Hüftgelenkarthrose:** Gymnastik, Schwimmen, Radfahren, Walking, Aquajogging
- **Lendenwirbelsäulenarthrose:** Gymnastik, Schwimmen, Skilanglauf, Walking, Reiten, Aquajogging
- **Halswirbelsäulenarthrose:** Gymnastik, Skilanglauf, Walking

Bevor man eine Sportart aktiv betreibt, sollte man bedenken, dass durch die Belastung eine Arthrose, die vorher keine großen Probleme gemacht hat, in ein akut-entzündliches Stadium übergehen kann.

Einen umfassenden Überblick über einzelne Sportarten und die resultierende Belastung für die einzelnen Gelenke gibt die folgende Übersicht.

Disziplin	Brust u. Schulter-gürtel	Ellen-bogen	Hand, Finger	Hüfte	Knie	Sprung-gelenk, Fuß, Zehen	Hals-wirbel-säule	Lenden-wirbel-säule
Bergsteigen	x		x		x		x	
Bergwandern			x	x	x			
Bodybuilding	x				x			
Boxen			x		x			
Brustschwimmen				x		x		
Fechten		x	x	x		x	x	
Fußball				x	x	x		
Golf	x	x						x
Handball	x	x	x		x	x		
Hockey	x				x	x		
Jogging					x	x	x	x
Kanusport	x	x		x				
Kraulen	x							x
Radfahren					x			x
Reiten				x				x
Rückenschwimmen	x							
Skifahren				x	x	x		
Snowboard	x				x	x		
Sprungsportarten			x	x	x			x
Surfen	x	x		x				
Tanzen					x	x		
Tauchen	x							x
Tennis	x	x		x		x	x	
Volleyball	x	x		x		x		x
Walking					x	x		
Wurfsportarten		x	x		x			

Die sportliche Belastbarkeit von künstlichen Gelenken ist noch nicht abschließend festgestellt. Fragen Sie Ihren behandelnden Arzt danach.

Kaum jemand hat den nach gesundheitlichen Aspekten ideal gestalteten Arbeitsplatz. Dabei lassen sich manchmal mit ganz einfachen Mitteln erhebliche Verbesserungen erreichen. Sprechen Sie mit Ihrem Arzt oder mit dem Betriebsarzt über solche Möglichkeiten, die teilweise auch von der Berufsgenossenschaft oder den Krankenkassen gefördert werden.

Arthrose und Beruf

Jede Berufswahl und eine Beratung, wie weit man die Gelenke bei einer Arthrose belasten sollte, ist ähnlich problematisch wie die Wahl der geeigneten Sportart – hier gibt es keine allgemeingültigen Verhaltensregeln.

Am Arbeitsplatz: Im Sitzen sind Kniescheiben, Wirbelsäule und noch mehr die Nacken-Schulter-Partie besonders beansprucht. Deshalb sollte man diese Bereiche im Idealfall stündlich durch Lockerungs- und Dehnübungen entspannen. Dazu kann man sich ein Übungsprogramm zusammenstellen, für das man 5 bis 10 Minuten veranschlagt. Beim Stehen oder Gehen sind vor allem die Füße, Sprunggelenke, Knie- und Hüftgelenke sowie die Lendenwirbelsäule besonders gefordert. Denken Sie hierbei an rückengerechtes Gehen und Stehen.

Gesundheitsprogramme: Manche Arbeitgeber und auch die Krankenkassen bieten die unterschiedlichsten Gesundheitsprogramme an, darunter Kurse zur Rückenschule oder Ausgleichsgymnastik. Machen Sie von diesen Angeboten Gebrauch, und zeigen Sie so Interesse und Bereitschaft, Ihre Gesundheit zu erhalten.

Bei Berufsunfähigkeit: Hier gilt es, gemeinsam mit Arbeitgeber und Betriebsarzt nach Möglichkeiten zu suchen, um die Arbeitsfähigkeit am angestammten Arbeitsplatz – vielleicht mit veränderten Arbeitsbedingungen – möglichst lange zu erhalten. Sprechen Sie offen mit Ihrem Arzt über Ihre Situation am Arbeitsplatz oder eine berufliche Wiedereingliederung und Änderung der aktuellen Arbeitsbedingungen. Unabhängige Verbände bieten ebenfalls Hilfe bei Arbeitsplatzproblemen oder rechtlichen Fragen an. Hierzu gehören beispielsweise die Deutsche Rheuma-Liga oder der VDK, der Verband der Kriegs- und Wehrdienstopfer, Behinderten und Sozialrentner Deutschlands (Adressen → Anhang). Selten kommt auch die

Wünschenswert wäre ein häufiger Wechsel zwischen Sitzen, Stehen und Gehen, denn so wird die Belastung auf die unterschiedlichen Gelenke verteilt.

Wer Arthrose hat und seine Gelenke beruflich stark beansprucht, muss möglicherweise früher in Rente gehen. Die meisten Frührentenanträge werden aufgrund von Gelenkerkrankungen eingereicht.

Anerkennung einer Arthrose als Berufskrankheit in Betracht, beispielsweise bei Fliesenlegern die Kniegelenkarthrose. Fragen Sie Ihren Betriebsarzt oder Hausarzt, wenn Sie denken, dass Ihre Gelenkbeschwerden von Ihrer beruflichen Tätigkeit herrühren.

Antrag auf Behinderung. Durch eine Arthrose und die damit verbundenen körperlichen Einschränkungen entstehen Nachteile, die rein rechtlich durch die amtliche Anerkennung der Erkrankung als Behinderung ausgeglichen werden können. Mit Unterstützung des behandelnden Arztes kann ein Antrag auf Schwerbehinderung beim zuständigen Versorgungsamt gestellt werden.

Eine **Anerkennung als Schwerbehinderter** bringt manche Vorteile. Wer beispielsweise noch im Berufsleben steht, genießt als anerkannt Schwerbehinderter einen besonderen Kündigungsschutz; größere Firmen sind sogar verpflichtet, einen Teil der Arbeitsplätze mit Schwerbehinderten zu besetzen. Durch den Schwerbehindertenausweis wird die körperliche Einschränkung selbstverständlich nicht beseitigt. Helfen können hier nur Eigeninitiative und körperliche Aktivität in Zusammenarbeit mit dem behandelnden Arzt.

Dass »Behinderung« nicht Verzicht auf körperliche Aktivität bedeutet, zeigen folgende Zahlen: An den Paralympics in Athen 2004 nahmen 4000 Athleten aus 130 Ländern teil, die 566 Wettkämpfe in 18 Sportarten austrugen.

BEDEUTUNG FÜRS SOZIALRECHT

Es muss jedoch noch betont werden, dass die amtliche Feststellung einer Behinderung in der Hauptsache sozialrechtliche Bedeutung hat. Betroffene sollten sich dennoch nicht als Behinderte fühlen, sondern ihr Leben so gut es geht in der gewohnten Weise weiterführen.

Arthrose im Alter

Nutzen Sie gerade im Alter jede Chance, durch ein an Ihren individuellen körperlichen Leistungszustand angepasstes Aktivprogramm die Arthrose in den Griff zu bekommen und dadurch eine Operation zu verhindern oder hinauszuzögern.

Ein Aktivprogramm ist auch in der Vorbeugung und Behandlung der **Osteoporose** von großer Bedeutung. Fehlt die nötige Bewegung und wird der im Rahmen des Alterungsprozesses weicher gewordene Knochen nicht im vernünftigen Ausmaß belastet, wird er nicht

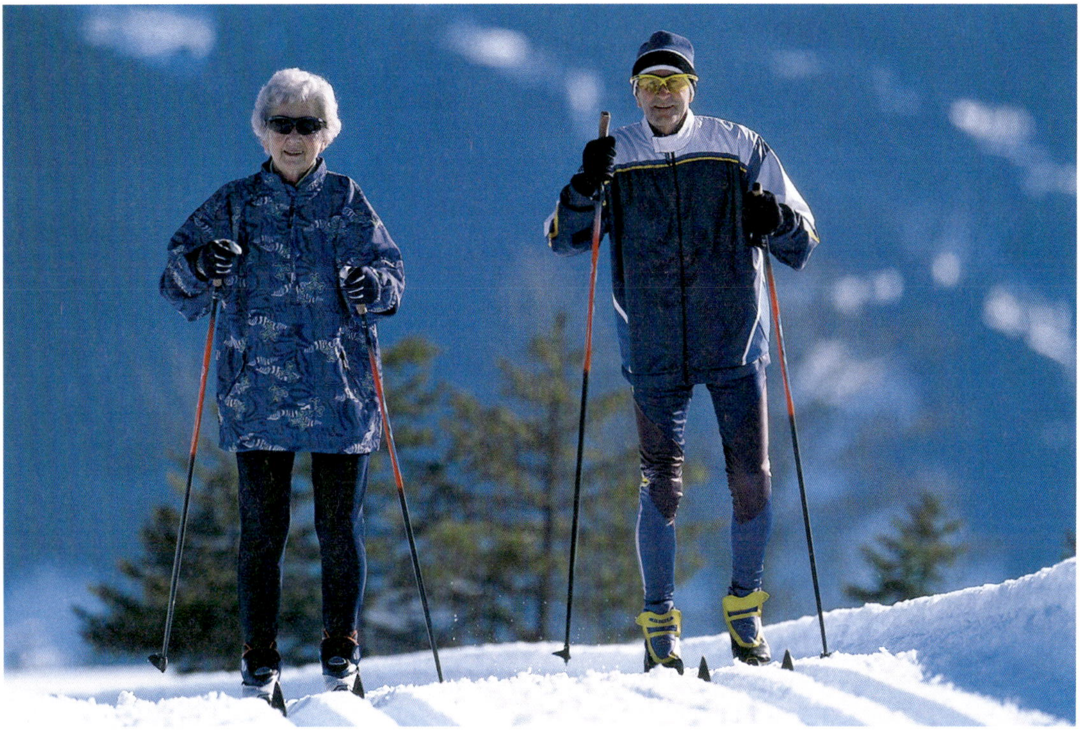

Für die Wintersaison empfiehlt sich der Skilanglauf, in Maßen betrieben, als sanfte Sportart für Arthrosepatienten. Die Bewegung an der frischen Luft tut auch im Winter gut.

mehr ausreichend durchblutet, kein Kalzium mehr eingebaut und die stützende und schonende Muskulatur verschwindet. Ist durch eine zusätzliche Arthrose des Hüftgelenks ein künstlicher Gelenkersatz erforderlich, so kann die ausgeprägte Osteoporose das implantierte Gelenk verfrüht lockern.

Arthrose im Winter

Viele Patienten leiden bei Kälte und Nässe unter verstärkten Gelenkbeschwerden. Sie auch? Dann ist der Winter sicher nicht Ihre Lieblingsjahreszeit. Die Kälte zu meiden und einfach drinnen im Warmen zu bleiben kann zwar kurzfristig Unbequemlichkeiten vermeiden, ist jedoch nicht die richtige Lösung. Langfristig fördert es im Gegenteil die Versteifung der Gelenke. Und steife Gelenke schmerzen erst recht.

Stattdessen: Bleiben Sie in Bewegung, mit einem täglichen Spaziergang oder mit ein wenig sportlicher Aktivität, klassischem Skilang-

Auch wenn eine Operation der beste Weg zu sein scheint, die Beschwerden zu bessern, ist ihr Ergebnis vom Allgemeinzustand des Patienten abhängig.

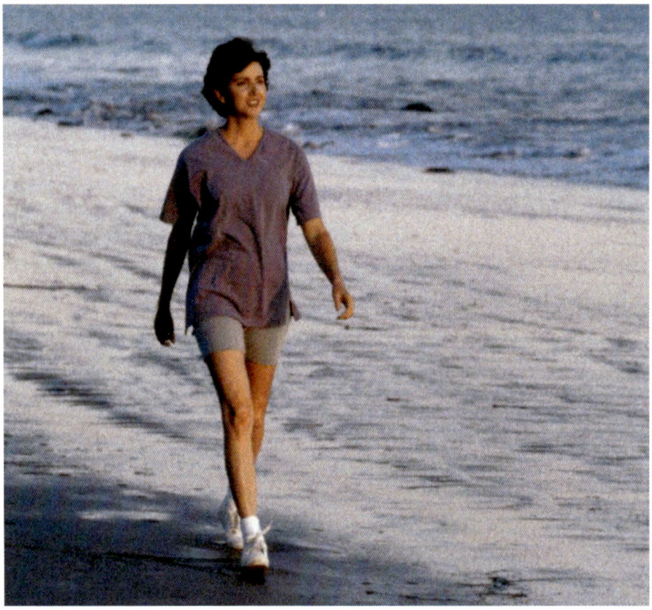

Auch und gerade im Urlaub gilt: In Bewegung bleiben ist Trumpf!

lauf beispielsweise. Voraussetzung dafür ist die geeignete Kleidung: warm und windundurchlässig, bei Fingerarthrose auch besonders dicke Handschuhe – am besten bereits ab Außentemperaturen unter 8 bis 10 Grad. Eventuell kommen auch spezielle Gelenkschoner aus Lammfell gegen die Kälte infrage. Vergessen Sie nicht, sich vor dem Sport aufzuwärmen. Und danach können Sie sich mit einem heißen Bad wieder richtig aufwärmen. Wenn Sie an fortgeschrittener Arthrose leiden, benutzen Sie einen Gehstock, damit laufen Sie bei Eis und Schnee sicherer und gehen entspannter. Auf diese Weise vermeiden Sie Muskelverkrampfungen, und die Gelenke werden durch die Gehhilfen entlastet.

Und wenn Sie im Winter absolut nicht ins Freie möchten oder können, können Sie auch in der Wohnung etwas gegen Arthroseschmerzen unternehmen: Spannen Sie z. B. Ihre Muskeln der Hand (Bleistift fest umgreifen), der Füße (Füße in den Boden stemmen) oder der Beine (Oberschenkel zusammenpressen) an, und lassen Sie nach etwa 5 Sekunden wieder los. Oder bewegen Sie Ihre Gelenke der Reihe nach durch, von unten nach oben oder umgekehrt. Schütteln Sie Arme und Beine aus, laufen Sie auf der Stelle, oder strecken Sie sich mehrmals täglich.

Es kann sein, dass von Arthrose Betroffene gerade im Winter verstärkte Beschwerden haben nicht wegen des Wetters, sondern aufgrund von Bewegungsmangel.

Arthrose und Urlaub

Im Urlaub will man abschalten, Ruhe vom beruflichen Stress finden und neue Kräfte sammeln. Daher empfiehlt es sich für Personen mit Verschleißerkrankungen der Wirbelsäule und der Gelenke, in die Planung ihres Urlaubs folgende Überlegungen einzubeziehen:

FÜR DIE PLANUNG

Welche Unterkunft wähle ich?

- Hotel oder Ferienklub: Hier wird man in der Regel versorgt, auch die An- und Abreise ist organisiert.
- Ferienhaus: Hier ist man Selbstversorger, was zusätzliche Belastungen bedeutet.

In welcher Jahreszeit verreise ich am besten?

- Warmes Klima: Arthrosebeschwerden können in warmen und trockenen Gegenden fast vollständig verschwinden. Baden in warmem Meerwasser sowie gemäßigtes Sonnenbaden haben einen heilsamen Effekt.
- Feuchtes und kaltes Klima meiden oder geeignete Kleidung wählen.

Wie reise ich an?

- Mit der Bahn oder dem Flugzeug: Hier besteht der Vorteil, dass man sich bewegen und umhergehen kann.
- Im Auto: Eine längere Anfahrt mit dem Auto vermeiden.

Am Urlaubsort:

- Lassen Sie Ihrem Körper Zeit, sich an die neuen Bedingungen zu gewöhnen. Steigern Sie die Intensität der Belastung schrittweise.

Checkliste

Hier erhalten Sie nochmals einen kurzen Überblick in der Zusammenfassung.

Grundsätzlich kann man zwei Arten der Arthrose unterscheiden. Bei den so genannten primären Arthrosen können die Ursachen der Erkrankung nicht genau festgestellt werden. Risikofaktoren sind Schwerarbeit, Leistungssport, Übergewicht, Bewegungsmangel, Alterung und Stoffwechselstörungen wie Diabetes mellitus. Wahrscheinlich spielt auch eine familiäre Veranlagung eine Rolle. Die sekundäre Arthrose resultiert aus angeborenen Gelenkveränderungen sowie Verletzungen und Stoffwechselerkrankungen.

Um Gelenkerkrankungen möglichst früh zu erkennen und effektiv behandeln zu können, ist bei allen Arten von (länger anhaltenden) Gelenkbeschwerden ein Arztbesuch erforderlich. Bevor eine Therapie eingeleitet wird, muss in jedem Fall eine genaue Diagnose gestellt und Ursachenforschung betrieben werden.

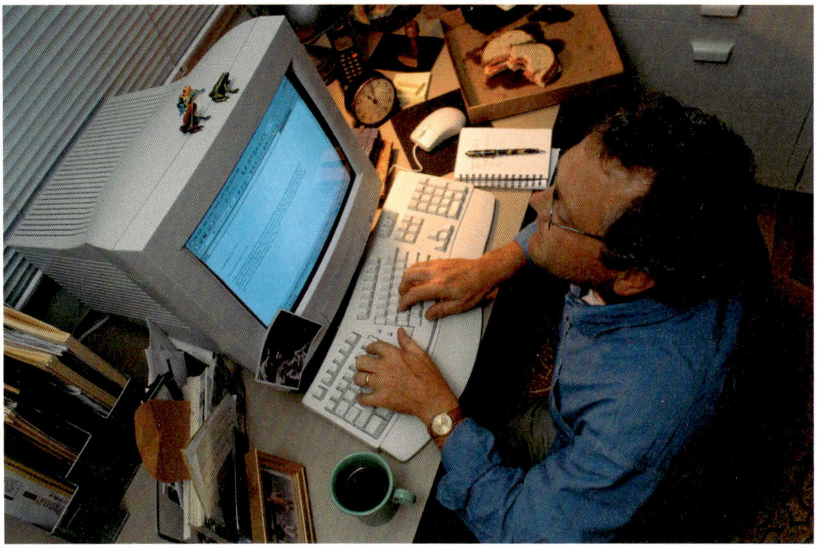

Wer im Beruf viel am Computer sitzen muss, braucht Sport und Bewegung als Ausgleich, um seine Gelenke gesund zu erhalten.

Wenn Sie wissen, dass eine oder mehrere Ursachen der Arthrose bei Ihnen gegeben sind, können Sie möglicherweise frühzeitig gegensteuern: Sie können Überbelastungen Ihrer Gelenke in Beruf und Sport durch ausgleichende Übungen mildern, Sie können auf jeden Fall Übergewicht abbauen und Sie können den Konsum von Alkohol und Nikotin zumindest einschränken. Arthrose ist kein unabänderliches Schicksal.

Mögliche Ursachen einer Arthrose

- Überbelastung (z.B. Leistungssport)
- Fehlbelastung (z.B. Beruf)
- Übergewicht
- Bewegungsmangel
- Stress
- Genussgifte wie Nikotin und Alkohol
- Erbliche Faktoren
- Unfälle, Verletzungen, Knochenbrüche
- Stoffwechselstörungen (z.B. Rheuma)
- Angeborene Gelenkveränderungen

Gelenkveränderungen bei Arthrose

Es kommt zur mechanischen Zerstörung der Gelenkknorpeloberfläche, wenn ein Missverhältnis zwischen Belastung und Belastbarkeit der Gelenkfläche vorliegt. Mit der Zeit verliert der Gelenkknorpel seine Stoßdämpferfunktion.

- Abrieb der Knorpelflächen
- Schrumpfen der Gelenkkapseln
- Verkürzung der Bänder
- Schrumpfen der umliegenden Muskulatur

- Abschilferung der Gelenkflächen
- Im Extremfall Gelenkversteifung

Symptome einer Arthrose

Typisch ist die sich oft über Jahre hinziehende Entwicklung der Beschwerden. Zunächst kommt es zu Anlauf- und Bewegungsschmerzen, später auch zu Ruheschmerz. Die Gelenkfunktion kann allmählich verloren gehen, und es kann zur Gelenkversteifung kommen.

Behandlung einer Arthrose

Mithilfe der zur Verfügung stehenden Palette physikalischer Behandlungsmöglichkeiten lässt sich der Krankheitsprozess verlangsamen und mildern. Meist bringt erst die konzentrierte Anwendung mehrerer Therapieformen den gewünschten Erfolg.

Sie können davon ausgehen, dass eine Operation bei Arthrose wirklich erst der letzte Schritt ist. Da sie mit einigen Nachteilen verbunden ist, wie das übrigens bei jedem operativen Eingriff der Fall ist, sollten zuerst alle anderen Möglichkeiten ausgeschöpft werden.

Maßnahmen im Einzelnen:

- Wärmetherapie (z.B. Moor, Fango, Bestrahlung)
- Kältetherapie (zur Abschwellung bei aktivierter Arthrose)
- Elektrotherapie (mit niederfrequentem Reizstrom)
- Handmassage
- Unterwasserdruckstrahlmassage (bei starken Verspannungen)
- Bewegungstherapie (Krankengymnastik)
- Ergotherapie
- Manuelle Therapie (Chiropraktik, Akupunktur und Akupressur)
- Bäderanwendung und Wickel
- Medikamente
- Sport: Fitnesstraining, Schwimmen und andere gelenkschonende Sportarten, Muskelkräftigung (z.B. gelenkschonendes Hanteltraining)
- Richtige Ernährung
- Entspannungsverfahren (z.B. autogenes Training, aktive Muskelentspannung)
- Neuraltherapie
- Heilpflanzen (z.B. Beinwell)
- Letztes Mittel: Operation und Gelenkersatz

Ernährung bei Arthrose

Hand in Hand mit dem Bewegungsprogramm und einer vernünftigen Diät zur Gewichtsreduktion müssen die richtige Ernährung und bestimmte Formen der Ernährungstherapie gehen, wenn Sie auf lange Sicht Ihre Arthrose stoppen oder bessern möchten – das gilt für die chronische Arthrose ebenso wie für die aktivierte Arthrose. Es gibt zwar keine regelrechte Arthrose-Diät, aber wichtige Hinweise auf günstige und ungünstige Nahrungsmittel, die Sie beherzigen sollten.

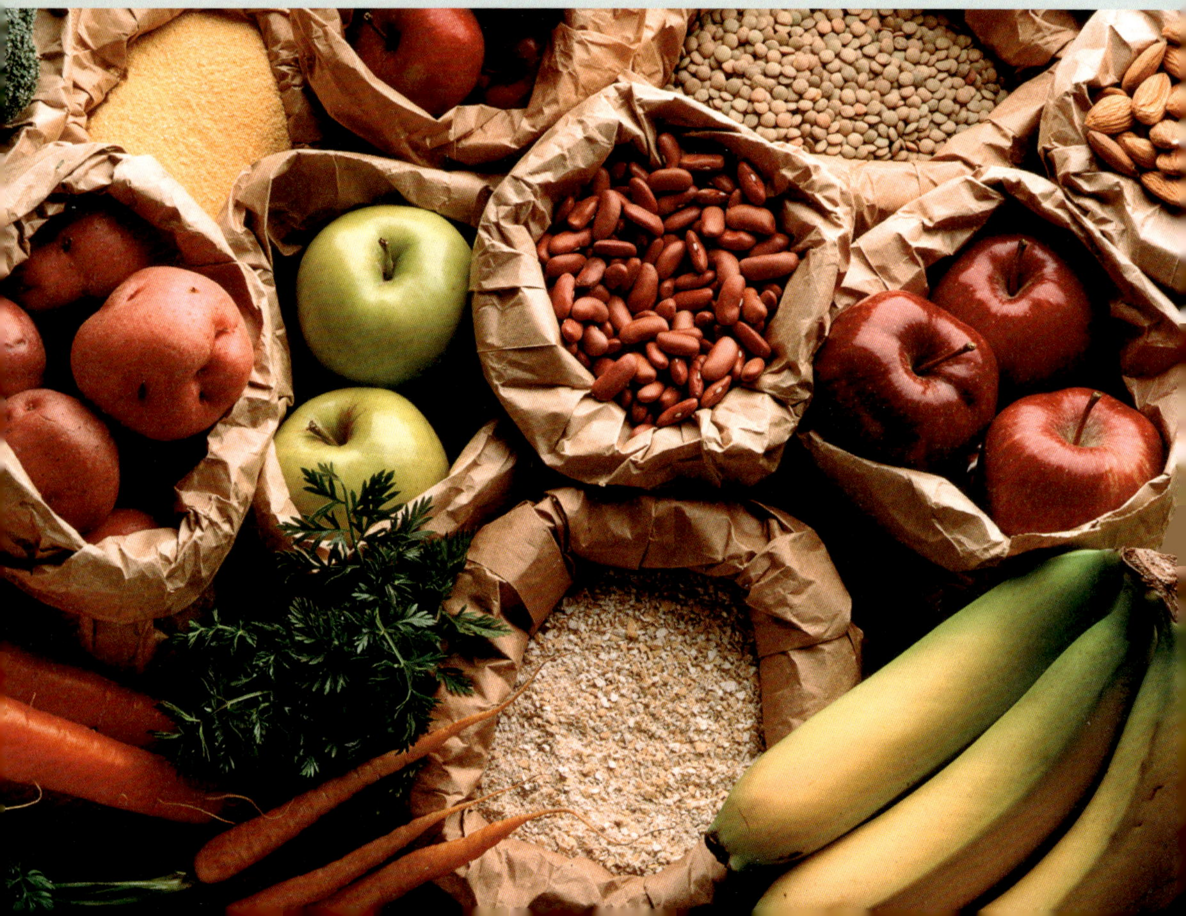

Ziele der Ernährung bei Arthrose

Es ist durchaus möglich, durch eine spezielle Arthrosediät die Ausprägung einer aktivierten Arthrose wirksam zu vermeiden.
Doch gilt es hier zu bedenken:

- Will man seine Ernährung umstellen, ist ein Zeitraum von mindestens drei, besser sechs Monaten erforderlich, bis sich gewünschte Erfolge einstellen können.
- Ebenso wichtig ist ein konsequentes Festhalten an der umgestellten Ernährung und das Vermeiden besonders schädlicher Nahrungsmittel – vor allem solcher mit viel Arachidonsäure.

ARACHIDONSÄURE IN LEBENSMITTELN

Lebensmittel	Arachidonsäure mg/100 g verzehrbarer Anteil
Schweineschmalz	1700
Butter	83
Rindfleisch (Muskelfleisch)	70
Rinderleber	210
Kalbfleisch (Muskelfleisch)	53
Kalbsleber	352
Schweinefleisch (Muskelfleisch)	53
Schweineleber	870
Schweineschinken, geräuchert	130
Schweinespeck, durchwachsen	250
Leberwurst	230
Deutsche Salami	100
Huhn (Brust)	112
Truthahn (Brust)	50
Hühnerei	70
Eigelb	297

Schon dann, wenn Sie bewusst auf den Gehalt an Arachidonsäure achten und die Lebensmittel meiden, die reich an dieser Säure sind, können sich Ihre Beschwerden deutlich verbessern.

Arachidonsäure reduzieren

Die Arachidonsäure fördert Entzündungsprozesse im Körper. Schränken Sie den Genuss von Lebensmitteln, die diese Säure enthalten, bei Arthrose stark ein.

Biochemische Forschungen haben ergeben, dass vor allem Fette, Fleisch und Eier Bestandteile enthalten, die eine Entzündung der Gelenke verstärken und auslösen können, beispielsweise die Arachidonsäure. Die Arachidonsäure gehört zur Gruppe der mehrfach ungesättigten Fettsäuren. Sie ist natürlicherweise in tierischen Fetten enthalten, wird also über die Nahrung aufgenommen.

Durch eine Verringerung der arachidonsäurehaltigen Kost wird die Entzündungsreaktion im Körper gebremst, und wer betroffen ist, verspürt eine Besserung seiner Beschwerden.

Hier ist einer der wesentlichsten Punkte, an denen Sie mit Ihrem Essverhalten den Dingen eine positive Wendung geben können.

SO MEIDEN SIE ARACHIDONSÄURE

In Milligramm ausgedrückt, sollte die tägliche Zufuhr an Arachidonsäure 40–60 Milligramm nicht überschreiten. Da die Einzeldosen des Gehalts an Arachidonsäure beispielsweise beim Fleischgenuss oftmals überschritten werden, kann man sich an einer wöchentlichen Aufnahmegrenze von 280–420 Milligramm Arachidonsäure orientieren.

- Der höchste Arachidonsäuregehalt findet sich im Schweineschmalz und in der Leber, außerdem in Speck, Hühnerfleisch, Hühnereigelb, Thunfisch und Langusten.
- Den geringsten Arachidonsäuregehalt weisen Vollrahmkäse, Milchprodukte und Sardinen auf.
- Gar keine Arachidonsäure enthalten Früchte, Gemüse, Getreideprodukte, Sojabohnen, Hülsenfrüchte, Magermilch und gewisse pflanzliche Öle.
- Um weniger Arachidonsäure aufzunehmen, kann eine modifizierte laktovegetarische Ernährung hilfreich sein. Dabei trinkt man nur fettarme Milch, isst nur zweimal wöchentlich Fleisch und reduziert die Zufuhr tierischer Fette.
- Beim Fasten nehmen Sie keinerlei Speisen, also auch keine Arachidonsäure zu sich.

Omega-3-Fettsäuren

Eine zweite Gruppe von Nahrungsinhaltsstoffen, die bei Arthrose im Blickfeld stehen, sind die in Ölen und Fetten enthaltenen Säuren – vor allem die Linolsäure und Alphalinolensäure. Beide sind essenzielle Fettsäuren, das heißt, der Körper kann sie nicht selbst herstellen. Sie müssen über die Nahrung aufgenommen werden.

Beides sind mehrfach ungesättigte Fettsäuren und kommen insbesondere in Speiseölen vor (→ Seite 153).

- Die Linolsäure ist eine Omega-6-Fettsäure. Sie wird im menschlichen Körper über Zwischenschritte zur Arachidonsäure umgewandelt, ist also entzündungsfördernd. Da linolsäurehaltige Fettsäuren vor allem in Sonnenblumen- und Distelöl enthalten sind, sollte man diese Öle meiden.
- In Leinöl, Rapsöl oder Walnussöl dagegen ist zu hohen Anteilen die sogenannte Alphalinolensäure enthalten. Diese Säure kann vom Organismus in EAP (Eicosapentaensäure) umgewandelt werden, die Entzündungen hemmt. Wenn Sie also Sonnenblumen- und Distelöl durch Lein-, Raps- oder Walnussöl ersetzen, meiden Sie nicht nur die letztlich entzündungsfördernde Linolsäure. Die Alphalinolensäure bremst außerdem die Umwandlung der Linolsäure in die entzündungsfördernde Arachidonsäure.
- Verantwortlich für die Umwandlung der Linolsäure zur Arachidonsäure ist unter anderem die Gammalinolensäure. Während dies im Körper nur in äußerst geringen Mengen geschieht, kann die Gammalinolensäure, die natürlicherweise in Kürbiskernöl, Sesamöl oder Borretschöl enthalten ist, auf der anderen Seite entzündungshemmende Botenstoffe (Eikosanoide) produzieren.

Achten Sie eine Woche lang darauf, bewusst Omega-3-Fettsäuren zu sich zu nehmen, und vergleichen Sie Ihre Befindlichkeit nach sieben Tagen mit dem Ausgangszustand!

Daher sind neben den Fischölkapseln mit der Eicosapentaensäure (EPA) auch Kapseln mit Gammalinolensäure erhältlich. Diese wirken vor allem gut bei entzündlichen Gelenkerkrankungen aus dem rheumatischen Formenkreis.

Freie Radikale

Sobald im Körper Entzündungsreaktionen ablaufen, werden sogenannte freie Sauerstoffradikale gebildet. Die freien Radikale spielen bei der Arthrose eine verstärkende Rolle:

- Sie fördern die Aktivierung der Arachidonsäure, die wiederum ihrerseits alle Entzündungsvorgänge im Körper anfacht.
- Sie fördern auch die Produktion von bestimmten Botenstoffen, die diese Entzündungen weiter in den Körper tragen, wie die entzündungsfördernde Eikosanoide.

Freie Sauerstoffradikale gelten heute als Auslöser für zahlreiche krankhafte Prozesse im Körper.

OMEGA-3-FETTSÄUREN BEVORZUGEN

Um dem Körper ausreichend Omega-3-Fettsäure zuzuführen, sollten Sie zwei Fischmahlzeiten pro Woche, idealerweise Makrele, Hering oder Lachs verzehren.

- Unterstützend ist es möglich, Fischölkapseln zur Ergänzung der Nahrung einzunehmen. Im Rahmen einer ausgewogenen Ernährung ist die zusätzliche Einnahme von 300–600 mg Eicosapentaensäure (EPA) in Form von Fischölkapseln für sechs bis zwölf Monate ausreichend. In diesem Zeitraum reguliert sich der Anteil der günstigen entzündungshemmenden Eicosapentaensäure (EPA) und der entzündungsfördernden Arachidonsäure im Organismus.
- In der Regel können Sie dann mit der Einnahme der Fischölkapseln aufhören und vermehrt Omega-3-Fettsäuren pflanzlicher Herkunft über entsprechende Speiseöle aufnehmen.
- Verschlechtern sich hierbei die Gelenkbeschwerden jedoch, so ist eine dauerhafte Einnahme von Fischölkapseln ratsam.

Freie Radikale haben jedoch nicht nur schädigende Einflüsse, sondern nützen dem Körper auch bei der Abwehr von Viren und Bakterien. Sie sind also zum einen für unser Immunsystem wesentlich, müssen jedoch ständig durch schützende Antioxidanzien in Schach gehalten werden.

Antioxidanzien – ein heilsames Quartett

Antioxidanzien sind Bestandteile vieler Lebensmittel. Sie greifen die Radikale an und wandeln sie in neutrale Elemente um.

Die wichtigsten Antioxidanzien sind Vitamin E, Vitamin C, Selen und Zink.

Da es gerade bei entzündlichen Gelenkerkrankungen zu einem erhöhten Verbrauch an Antioxidanzien kommt, müssen Sie diese Vitalstoffe jetzt verstärkt zu sich nehmen.

- Die Wirkung von Vitamin E wird durch die gleichzeitige Einnahme von Vitamin C verstärkt, da Vitamin C das verbrauchte Vitamin E wieder in eine wirksame Form zurückführen kann. Der wissenschaftliche Name des Vitamin E lautet Tocopherol, Vitamin E ist das Parabel-Vitamin für den Schutz der Zellen. Die freien Radikale zerstören im entzündeten Gelenk die Gittersubstanz Kollagen, wodurch der Knorpelverschleiß beschleunigt wird. Vitamin E neutralisiert die aggressiven freien Radikale, wird jedoch dadurch selbst unwirksam.

ANTIOXIDANZIEN IN LEBENSMITTELN

Vitamin E Die Mengenangaben über die optimale zusätzliche Zufuhr schwanken zwischen täglich 100 mg bis zu 300 mg. Hierbei wird natürliches Vitamin E als wirksamer als synthetisches Vitamin E angesehen. Vitamin-E-haltige Nahrungsmittel sind Nüsse und Samen sowie Weizenkeimöl und Rapsöl. Man kann jedoch davon ausgehen, dass über die Nahrung höchstens 20 mg Vitamin E pro Tag aufgenommen werden können (entspricht 20 IE RRR-Alpha-Tocopherol). Eine zusätzliche Aufnahme mittels Nahrungsergänzungsmitteln ist daher empfehlenswert.

Zwischen den Antioxidanzien gibt es Abhängigkeiten, die ihre Wirkung verstärken oder beeinträchtigen können.

Vitamin C Im Gegensatz zum Vitamin E besteht beim Vitamin C kein Unterschied zwischen der natürlichen und synthetischen Form. Auch hier schwankt die empfohlene Aufnahme stark zwischen 75 mg und 4 g Vitamin C täglich. Vitamin-C-reiche Nahrungsmittel sind beispielsweise Paprikaschoten, Meerrettich und Rosenkohl sowie schwarze Johannisbeeren, Papayas, Kiwis und Zitrusfrüchte.

Selen Bis zur Entdeckung seiner wichtigen Funktion im Jahre 1957 war Selen nur als giftiges Element bekannt. Daher dürfen keine zu hohen Dosen von Selen über einen längeren Zeitraum eingenommen werden. Als unbedenklich gilt eine tägliche Einnahme von 50 bis 100 Mikrogramm Selen. Als selenhaltige Nahrungsmittel sind unter den pflanzlichen Produkten die Kokosnuss und Steinpilze hervorzuheben. Hohe Selenkonzentrationen weisen auch Schweinefleisch sowie Krustentiere und Thunfisch auf.

Zink Die empfohlene Aufnahme liegt bei täglich 15 mg bis 20 mg. Zinkreiche Lebensmittel sind Austern, Rindfleisch, Thunfisch, Camembert, Vollmilch und Weizenkeime. Greift man zu einer Tablette, so ist zu beachten, dass hier die unterschiedlichsten Mengen zwischen 1,25 mg pro Tag und Höchstdosen mit 20 mg täglich im Angebot sind. Da bereits ein nicht unerheblicher Anteil Zink in der Nahrung vorliegt, kann damit der empfohlene Tagesbedarf von maximal 20–30 mg leicht überschritten werden.

- Vitamin C aktiviert das verbrauchte Vitamin E wieder. Die entzündungshemmende Wirkung des Vitamin C basiert auf der Reaktivierung des verbrauchten Vitamin E und auf der Hemmung von Zellen (B-Lymphozyten), die entzündliche Botenstoffe produzieren. Ebenso regt Vitamin C die Bildung des entzündungshemmenden Interferons an.
- Eine weitere wichtige Rolle in der Gruppe der Antioxidanzien spielt das Spurenelement Selen. Selen selbst ist kein Antioxidans, ist jedoch Bestandteil des entzündungshemmenden Enzyms Glutathion-Peroxidase.
- Die entzündungshemmende Wirkung des Spurenelements Zink beruht auf einer Reaktivierung der verbrauchten entzündungshemmenden Enzyme, die die Umwandlung der angriffsfreudigen freien Radikale in harmlosere Substanzen beschleunigen. Da Zink auch für die Wundheilung benötigt wird, kann ein Zinkmangel Veränderungen der Haut, schlecht heilende Wunden sowie eine Störung des Haarwachstums bis hin zum Haarausfall bewirken. Ebenso wurde bei Sportlern ein Leistungsabfall, verbunden mit Infektanfälligkeit, beobachtet.

Nahrungsergänzung für den Knorpelaufbau

Um die Wirksamkeit des einzelnen Produktes beurteilen zu können, verzichten Sie darauf, Mittel parallel einzunehmen. Insbesondere bei den meist teuren Chondroprotektiva sollte sich eine Besserung nach spätestens drei Monaten einstellen.

Die Knorpel im Gelenk bestehen - biochemisch gesehen - aus einer Gitterstruktur von Eiweiß-Zucker-Bausteinen, die ein Netz für die Knorpelzellen bilden. Die Knorpelzellen wiederum können Ersatz bilden, wenn die Eiweiß-Zucker-Bausteine des Knorpels durch das normale Beugen und Strecken des Gelenks verschlissen sind. Allerdings lässt diese Regenerationsfähigkeit mit steigendem Alter, durch Fehlbelastungen oder mangelnde Ernährung nach. Dann verliert der Knorpel an Wassergehalt und Elastizität, was zu einem Abrieb des Gelenkknorpels und zu Arthrose führt.

Es hat sich nun gezeigt, dass über die Nahrung zwei wesentliche natürliche Bestandteile des Knorpels aufgenommen werden können.

- Glukosamin, das einen entzündungshemmenden Effekt hat.
- Der Knorpelbestandteil Chondroitin ist dagegen für den Flüssigkeitshaushalt im Knorpelgewebe verantwortlich.

GLUKOSAMINSULFAT UND CHONDROITINSULFAT

Die beiden Substanzen Glukosaminsulfat und Chondroitinsulfat haben eine knorpelaufbauende und wachstumsanregende Funktion und wirken über die Linderung entzündlicher Prozesse auf der Stoffwechselebene auch gleichzeitig schmerzlindernd.

- Da in tierischer Nahrung auch Knorpelbestandteile vorhanden sind, werden die beiden Substanzen in geringer Menge über die tägliche Nahrung aufgenommen.
- Mit Hilfe von Nahrungsergänzungsmitteln, wie dem Extrakt der Grünlippmuschel oder Aloe-Vera-Produkten, kann jedoch die empfohlene tägliche Aufnahme von Glukosaminsulfat zwischen 1000 mg und 1500 mg sowie Chondroitin zwischen 500 mg und 1000 mg problemlos erreicht werden.

Nutzen Sie die Heilkraft der Lebensmittel

Wenn Sie die folgenden Grundsätze einer entzündungshemmenden Ernährung befolgen, bei Mangelzuständen entsprechende Nahrungsergänzungsmittel dazu kombinieren und sich von Genussmitteln fernhalten, können Sie schon nach wenigen Monaten eine Linderung Ihrer Gelenkschmerzen verspüren.

Obwohl Alkohol, Nikotin, Koffein oder Zucker nicht für die Entstehung einer Arthrose verantwortlich sind, beeinträchtigen sie Ihr Wohlbefinden und führen häufig zu einer Verschlechterung.

- Hoher Nikotingenuss schädigt die Nerven. Sie spüren die Schmerzen nicht mehr richtig, mit denen Ihr Körper Fehlhaltungen signalisiert.
- Alkohol und Koffein fördern die Ausscheidung von knochenstärkendem Kalzium. Dies schwächt auch die Gelenke.

Eier und Fleischwaren in Maßen

Wegen des hohen Gehalts an tierischen Fetten mit der besonders entzündungsfördernden Arachidonsäure sollten Sie Eigelb sowie Fleisch nur in Maßen zu sich nehmen.

Wählen Sie bei Fleisch und Fett unbedingt immer die Sorten, die besonders arm am Arachidonsäure sind – dies sind vor allem die hellen Fleischsorten.

Wichtig ist für Sie, zu wissen, dass 100 Gramm Hühnereigelb bereits 297 Milligramm Arachidonsäure enthalten, während Eiweiß ohne Arachidonsäure ist. Achten Sie deshalb bei der Auswahl von Nudeln auf Produkte, die ohne Eier hergestellt wurden, wie sie häufig bei italienischen Produkten zu finden sind. Auf das Frühstücksei sollten Sie ganz verzichten. Und denken Sie an den versteckten Anteil von Eigelb in zahlreichen Backwaren. Eine Alternative ist hier eifreies Gebäck, das in Bioläden und Reformhäusern für Allergiker angeboten wird. Blättern Sie zurück zur Seite 139 - in der Tabelle finden Sie eine Übersicht über die Anteile der Arachidonsäure in verschiedenen Lebensmitteln.

Viel Fisch

Wenn Sie viel Gemüse und Vollkornprodukte zu sich nehmen und gleichzeitig darauf achten, Ihren Eiweißbedarf vor allem mit Fisch, Sauermilchprodukten und magerem, hellem Fleisch zu decken, werden Sie spüren, dass Sie nicht nur Ihren Gelenken etwas Gutes tun, sondern auch sehr bald ein paar überflüssige Pfunde verlieren.

Bei Fisch sollten Sie zu fettreichen Sorten greifen. Insbesondere Kaltwasserfische (See- und Süßwasser) können häufig auf dem Küchenplan stehen, da diese einen besonders hohen Anteil der entzündungshemmenden Omega-3-Fettsäuren enthalten.

- Bei den zwei Fischmahlzeiten pro Woche sollten Sie oft Aal, Hering, geräucherte Makrelen und Lachs essen.
- Relativ niedrige Werte an der unerwünschten Arachidonsäure haben Sardellen, Seezunge, Forelle und Hering.

FETT UND ARACHIDONSÄURE IN FISCHEN

Seefische	Fett	Arachidonsäure (g/100 g)
Hering	17,8	37
Makrele	11,9	170
Rotbarsch	3,6	246
Sardellen	2,3	10
Seezunge	1,4	23
Thunfisch	15,5	280
Süßwasserfische	**Fett**	**Arachidonsäure (g/100 g)**
Aal	24,5	123
Forelle	2,7	30
Lachs	13,6	302

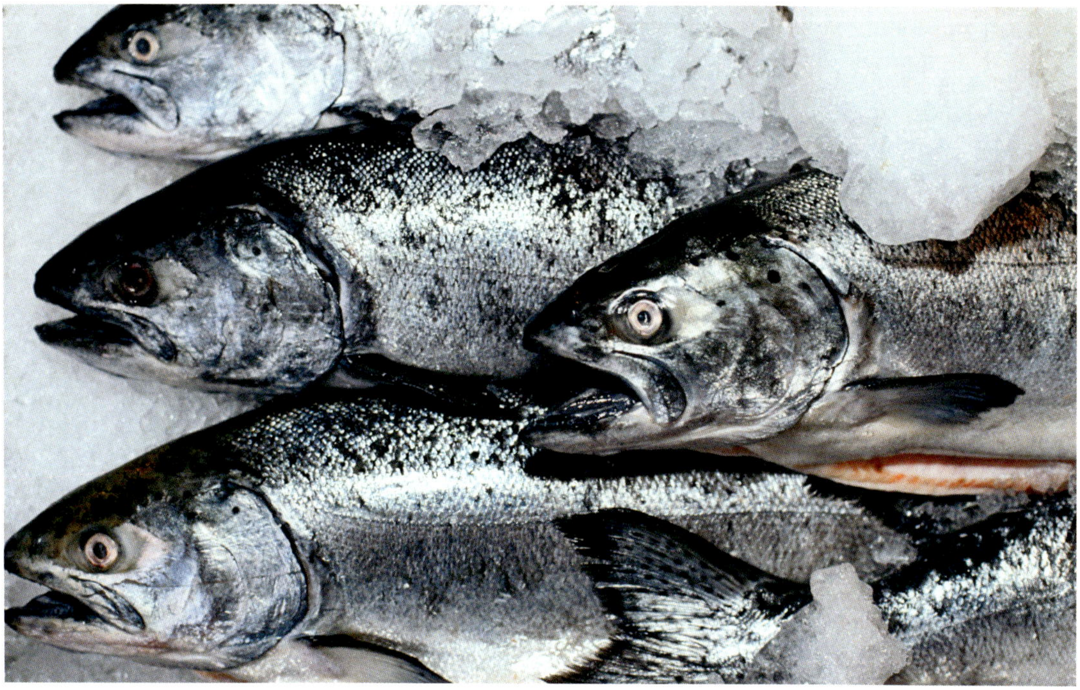

Fisch gehört unbedingt auf den Speisezettel, wenn Sie auch durch Ihre Ernährung Ihren Gelenken etwas Gutes tun wollen.

- Hering und Sardinen sind auch ausgezeichnete Quellen für das wichtige Spurenelement Selen.
- Am besten wechselt man die genannten Fischsorten auf dem Speisezettel immer wieder ab.

Alle, die an einer Rheumaerkrankung leiden, sollten mindestens zwei-, noch besser dreimal pro Woche Fisch essen, da Fische zusätzlich auch eine hervorragende und hochwertige tierische Eiweißquelle darstellen.

Fettarme Milchprodukte

Kuhmilch und Milchprodukte wie Joghurt und Käse sind wegen ihres Gehaltes an Kalzium, Vitamin D und hochwertigem Eiweiß schon für jeden gesunden Menschen unverzichtbar. Sie sollten jedoch fettarme Erzeugnisse wie Joghurt, Dickmilch und Milch mit 1,5 % Fettgehalt oder Kefir, Buttermilch, Molke und Magerquark aufgrund ihres geringeren Gehaltes an entzündungsfördernden tierischen Fetten bevorzugen. Dafür spricht auch der geringere Kaloriengehalt dieser Produkte.

Wer unter einer Laktoseunverträglichkeit leidet und keine Milch bzw. Milchprodukte zu sich nehmen darf, kann auf Sojamilch und Sojaquark ausweichen. Der Kalziumbedarf kann dabei durch einen erhöhten Verzehr von Sesam und Sesampaste ausgeglichen werden.

- Sauermilchprodukte sind besonders bekömmlich, da in ihnen spezielle Bakterienkulturen einen Teil des Milchzuckers in Milchsäure umgewandelt haben. Dabei vollzieht sich gleichzeitig ein Eiweißgerinnungsprozess, wodurch das Milcheiweiß leichter verdaulich wird.

ARACHIDONSÄURE IN MILCHPRODUKTEN

Lebensmittel	Arachidonsäure mg/100 g
Kuhmilch, 3,5% Fett	4
Kuhmilch, 1,5% Fett	2
Saure Sahne, 10% Fett	11
Schlagsahne, 30% Fett	32
Buttermilch	1
Molke, süß	0
Joghurt, 3,5% Fett	4
Joghurt, 1,5% Fett	2
Camembert, 60% F.i.Tr.	34
Camembert, 30% F.i.Tr.	13
Emmentaler Käse, 45% F.i.Tr.	287
Tilsiter Käse, 45% F.i.Tr.	27
Speisequark, 20% F.i.Tr.	5
Speisequark, mager	0

Obst und Gemüse

Obst und Gemüse sind wichtige Nahrungsmittel, mit denen Sie Einfluss auf Ihre Erkrankung nehmen können.

- Wie bei jeder entzündlichen Erkrankungen ist eine optimale Versorgung mit Vitamin C wichtig. Unter den Vitamin-C-reichen Gemüsesorten stechen rote Paprikaschote, Sauerkraut, Meerrettich und Rosenkohl, Grünkohl und Brokkoli hervor, unter den Kräutern Petersilie, beim Obst Kiwi, Acerola-Kirsche, Hagebutte, Sanddornbeere, schwarze Johannisbeere, Papaya sowie Zitrusfrüchte. Säfte aus den oben genannten Sorten können selbstverständlich die Aufnahme von Vitamin C erheblich steigern. Eine optimale Vitamin-C-Zufuhr verbessert auch die Aufnahme von Eisen, die besonders bei entzündlichen Erkrankungen sichergestellt sein sollte.

- Viele Gemüse- und Obstsorten sind außerdem ein ausgezeichneter Lieferant für Provitamin A, einen wirksamen Radikalfänger. Dazu gehören Tomaten, rote und gelbe Paprikaschoten, Möhren, Kürbis, Brokkoli und Spinat, ebenso Netzmelonen, Aprikosen, Kaki, Papaya und Sanddornbeeren.
- Neben Milch und Hartkäse eignen sich Gemüsesorten wie Brechbohnen, Sojabohnen, Grünkohl und Spinat zur Verbesserung des Kalziumhaushalts. Obst, Gemüse und vor allem Kartoffeln sind übrigens auch eine prima Quelle für Kalium. Eine ausreichende Versorgung mit Kalium lässt die Muskeln reibungslos arbeiten.
- Da pflanzliche Eiweißquellen gegenüber tierischen Eiweißen zu bevorzugen sind, sollten Kartoffeln und Hülsenfrüchte auf dem Speiseplan nicht fehlen. Beide gehören mit zu den Spitzenreitern unter den pflanzlichen Eiweißlieferanten. Auch wenn pflanzliches Eiweiß in seiner Wertigkeit nicht an tierisches heranreicht, ist es dennoch für eine gesunde Ernährung günstig. Nicht zuletzt deshalb, weil es im Gegensatz zu tierischen Eiweißlieferanten zusätzlich reichlich Ballaststoffe liefert. Und indem man pflanzliches Eiweiß geschickt mit tierischem kombiniert, kann man den Wert des Pflanzeneiweißes steigern! Günstige Kombinationen sind beispielsweise Hülsenfrüchte mit Käse oder Kartoffeln mit Milchprodukten.

Obst und Gemüse gehören täglich auf den Speiseplan und bringen bei der Umstellung der Essgewohnheiten den größten Nutzen. Außerdem sollte der Rohkostanteil erhöht werden, und rund zwei Drittel der verzehrten Nahrungsmittel sollten pflanzlicher Herkunft sein.

Hülsenfrüchte

Die reifen getrockneten Samen von Bohnen, Erbsen und Linsen sind alle eine wertvolle und zudem preiswerte pflanzliche Eiweißquelle. Ihr Proteingehalt bewegt sich zwischen 20 und 25%, bei der Sojabohne zwischen 36 und 38%. Durch ihren hohen Gehalt an Ballaststoffen eignen sie sich zudem gut als Ausgleich zu unserer verfeinerten Ernährung mit zahlreichen Fertigprodukten. Allerdings lassen sich Hülsenfrüchte nur schwer verdauen, die richtige Sortenwahl und Zubereitung kann jedoch helfen. Durch Einweichen, An-

SOJA – DIE TOLLE BOHNE

Die Sojabohne besteht zu über einem Drittel aus lebenswichtigen Proteinen. Sie kann tierischen Eiweißbedarf weitgehend ersetzen, enthält jedoch keine der entzündungsfördernden Arachidonsäuren und ist reich an an wichtigen Mineralstoffen wie Magnesium, Kalium und Eisen sowie dem entzündungshemmenden Zink, Vitamin E und Lecithin.

- Das cholesterinfreie Sojaöl liefert unter anderem auch die entzündungshemmenden Omega-3-Fettsäuren.
- Miso, eine würzige Paste aus fermentierten Sojabohnen enthält sogar das für Vegetarier so rare und wichtige Vitamin B12.
- Sojasprossen haben einen erbsenähnlichen Geschmack und eignen sich für Salate, Gemüsezubereitungen, Füllungen und Suppen. Zur Sicherheit sollte man sie aber blanchieren.
- Sojamilch gleicht in Farbe und Konsistenz der Kuhmilch und schmeckt leicht süßlich. Sie lässt sich ähnlich wie Milch zu Sojajoghurt, Eiscreme, »Quark«, Pudding und Mixgetränken weiterverarbeiten. Der gegenüber Kuhmilch geringere Kalziumgehalt kann durch etwas Sesampaste ausgeglichen werden.

Obst, Gemüse und Hülsenfrüchte sind reich an sekundären Pflanzenstoffen, einer Gruppe von vielversprechenden Pflanzenbestandteilen, die erst in jüngster Zeit Gegenstand der wissenschaftlichen Forschung geworden ist.

keimen und Fermentation/Gärung (bei Soja) werden spezifische schwer verdauliche Kohlenhydrate abgebaut oder entfernt. Bei einigen Sorten empfiehlt sich die Entfernung der Schalen oder die Zubereitung als Püree.
Besonders leicht verdaulich sind rote Linsen, die auch eine sehr kurze Garzeit von nur etwa 20 Minuten haben.

Medizin der Zukunft?

Gemüse ist auch eine wertvolle Quelle für die sekundären Pflanzenstoffe – eine Gruppe verschiedener Bioaktivstoffe, die lange Zeit unbeachtet blieben, deren Erforschung aber immer mehr vorangetrieben wird. Sekundäre Pflanzenstoffe, oder Phytochemicals, wie sie in den USA bezeichnet werden, sind Substanzen, die Pflanzen als Abwehrstoffe gegen Schädlinge, als Farbstoffe und als Wachstumsregulatoren bilden und die für den menschlichen Organismus besonders gesundheitsfördernde Wirkungen haben können. Entsprechend ihrer chemischen Struktur lassen sie sich in mehrere Hauptgruppen einteilen.

Für die Arthrose sind vor allem die entzündungshemmenden sekundären Pflanzenstoffe interessant, wie Karotinoide, Polyphenole oder Protease-Inhibitoren.

1. Karotinoide, die als Radikalfänger Oxidationsprozesse der Zellen verhindern, wodurch sie ein krebshemmendes Potenzial haben. Zudem wirken sie immunstärkend. Karotinoide (zu denen auch das Provitamin A gehört) sind besonders reichlich in Obst und Gemüse mit intensiver Gelb-orange-Färbung zu finden wie in Aprikosen, Mangos oder Möhren.
2. Glucosinolate bekämpfen Viren, Bakterien und Pilze und kommen vor allem in Kohl, Senf und Meerrettich vor.
3. Monoterpene wirken leberentgiftend und gegen Krebs. Diese flüchtigen Stoffe finden sich in Zitrusfrüchten und Küchenkräutern.
4. Phytoöstrogene sind Pflanzenhormone mit krebshemmender Wirkung, die sich unter anderem häufig in Soja und Sojaprodukten finden.
5. Phytosterine haben eine nahe Verwandtschaft zum Cholesterin, weshalb sie die Cholesterinaufnahme aus tierischer Nahrung hemmen. Zudem aktivieren sie Entgiftungsenzyme und wirken ähnlich wie Hormone. Sie kommen vor allem in den fettreichen Pflanzenteilen vor, wie in Nüssen, Samen und Getreidekeimlingen.
6. Polyphenole wirken gefäßschützend und entzündungshemmend.
7. Protease-Inhibitoren bekämpfen schädliche freie Radikale.
8. Saponine (überwiegend in Hülsenfrüchten) sind immunstärkend, antibakteriell und entzündungshemmend, die schwefelhaltigen Sulfide in Lauchgewächsen (Knoblauch, Zwiebel, Lauch, Schnittlauch) und Meerrettich entgiftend, antibiotisch und stärken das Immunsystem.

Vollkornprodukte sind wichtige Lieferanten von Vitalstoffen aller Art.

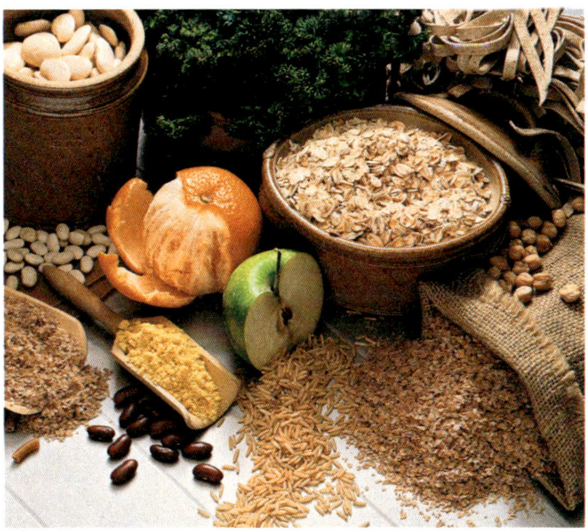

Vollkornprodukte

Getreide ist ein wichtiger Lieferant für Kohlenhydrate, Ballaststoffe, B-Vitamine und Mineralstoffe. Unsere hochausgemahlenen Weißmehle oder polierter Reis enthalten nur noch fünf Prozent der Mineralstoffe der Vollkornprodukte oder des Vollreis'. Bereits beim Frühstück sollte zu Vollkornbrot oder selbstgeschrotetem Müsli gegriffen werden. Haferflocken, Roggen und Weizenkleie enthalten besonders viel Vitamin B 1 und Kalzium. Bei Vollkornnudeln ist darauf zu achten, dass es sich idealerweise um eifreie Teigwaren handelt, damit das Eigelb mit seinem hohen Anteil an entzündungsfördernder Arachidonsäure vermieden wird.

Nüsse und Kerne

Bewahren Sie Nüsse und Kerne immer kühl und trocken auf. Sie werden sonst leicht von Schimmelpilzen befallen, die giftige Substanzen enthalten (Mykotoxine). Vor allem bei Erd- und Paranüssen sollten Sie aufpassen.

Dank ihres Reichtums an Mineralstoffen, B-Vitaminen und Vitamin E sowie der essenziellen Linolsäure stellen Nüsse und Kerne eine schmackhafte Ergänzung zur Nahrung dar. So enthalten Sonnenblumenkerne, Kürbiskerne, Leinsamen und getrockneter Mohn einen hohen Anteil des entzündungshemmenden Spurenelements Zink. Haselnüsse und Mandeln sind besonders reich an Vitamin E, Sonnenblumenkerne und Pistazien enthalten viel von dem für die Nervenzellfunktion und Blutbildung wichtigen Vitamin B1, und Sesamsamen liefern große Mengen an knochenstärkendem Kalzium. Viele vegetarische Gerichte lassen sich durch Nüsse und Samen auch mit wertvollem Protein anreichern.
Nüsse und Samen schmecken im Müsli, in Salaten, Füllungen, als Panade, in Desserts und Gebäck.

Pflanzenöle und Fette

Pflanzliche Öle werden aus Nüssen, Samen und Hülsenfrüchten gewonnen. Diese Öle sind bei Zimmertemperatur flüssig und enthalten im Vergleich zu tierischen Fetten nur wenig gesättigte Fettsäuren. Dagegen finden sich in pflanzlichen Ölen einfach und mehrfach ungesättigte Fettsäuren in unterschiedlicher Zusammensetzung. Von den mehrfach ungesättigten Fettsäuren gibt es zwei Familien:

- Die Omega-6-Fettsäuren stammen von der Linolsäure ab.
- Die Omega-3-Fettsäuren stammen dagegen von der Linolensäure (die Namen sind leicht zu verwechseln).

Durch die Verwendung geeigneter Pflanzenöle und Fette kann die Zufuhr der lebensnotwendigen mehrfach ungesättigten Fettsäuren Linolsäure und Alphalinolensäure gesteuert werden.
Da die Linolsäure im menschlichen Organismus zu der entzündungsfördernden Arachidonsäure umgewandelt wird und die Alphalinolensäure zur entzündungshemmenden Eicosapentaensäure (EPA) sollten sie alphalinolensäurehaltige Speiseöle bevorzugen (→ unten).
Nicht zu vergessen ist auch, dass die fettlöslichen Vitamine A, D, E und K nur im Beisein von Fetten im menschlichen Verdauungstrakt aufgenommen werden können. Kalt gepresstes Weizenkeimöl stellt zudem eine der besten Quellen für das immunstimulierende Vitamin E dar.
Da Öle für Sie eine so wichtige Rolle spielen, sollten Sie sie sorgsam aufbewahren und bewusst verwenden:

Das beliebte Olivenöl enthält verhältnismäßig wenig Linol- und Alphalinolensäure, lässt sich jedoch als wohlschmeckender Ersatz für tierische Streichfette (Butter, Schmalz) einsetzen.

WELCHES FETT IST GUT SIE?

Öl	Enthält	Tipp
Sonnenblumen- und Distelöl	Linolsäure	Schädlich
Leinöl, Rapsöl, Walnussöl	Viel Alphalinolensäure	Nützlich
Margarine	Gewöhnlich überwiegend Linolsäure	Schädlich; auf Hinweis »Alphalinolensäure« achten
Butter	Viel Arachidonsäure	Schädlich; vom Speiseplan streichen
Magerquark	Frei von Linolsäure und Arachidonsäure	Bevorzugen
Sojaöle und Sojaquark	Viel Eiweiß und Vitamin E	Bevorzugen
Olivenöl	Wenig Linolsäure und Alphalinolensäure	Guter Ersatz für Butter und Schmalz
Nussöle (Walnuss-, Haselnuss-, Mandel-, Kürbiskern- und Sesamöl)	Linolsäure, Alphalinolensäure, Vitamine B1, B2, B6, Vitamin E, Folsäure	In kleinen Mengen als Würzmittel für Salatsauce

- Öle immer dunkel und kühl aufbewahren, da Vitamin E durch Sonnenlicht, Wärme und Sauerstoff rasch zerstört wird.
- Dasselbe Öl, z.B. zum Fritieren, nicht mehrmals verwenden, da schädliche freie Radikale entstehen können, wenn das Öl mehrmals erhitzt wird.
- Zum Ausbacken von Speisen eignen sich besonders gut Leinöl und mildes Olivenöl.
- Fleisch nur in wirklich heißem Öl, bei Temperaturen um 180 °C anbraten, damit sich die Poren rasch schließen und wenig Fett aufgenommen wird.
- Eine Spezialität unter den Lieferanten von Omega-3-Fettsäure ist Hagebuttenkernöl!

Weizenkeimöl stellt übrigens eine der besten Quellen für das immunstimulierende Vitamin E dar.

Tipps zum richtigen Einkaufen und Kochen

Bei der Zubereitung von frischer gesunder Nahrung ohne Fertigprodukte denken viele Menschen an eine aufwendige Haushaltsführung mit häufigen und langen Einkaufswegen, langen Gar- und Vorbereitungszeiten. Besonders für Berufstätige ist dies eine unangenehme Vorstellung. Doch sie ist falsch, denn auch bei gesunder Ernährung können die Einkaufswege auf ein Minimum reduziert werden, da sich viele Produkte wie Öle, Getreide, Hülsenfrüchte, Nüsse und Samen ausgezeichnet lagern lassen. Außerdem werden nur wenige Grundnahrungsmittel benötigt.

- Es genügt, ein- bis zweimal wöchentlich leicht verderbliche Lebensmittel wie Milch und Milchprodukte, Brot, Obst, Gemüse, Fleisch und Fisch einzukaufen.
- Teilweise kann man auch auf tiefgekühlte Ware (z.B. bei Fisch) zurückgreifen.
- Beim Kochen lassen sich viele Gemüsearten, Getreide, Nüsse und Milchprodukte auch gegeneinander austauschen, sodass es kein Problem ist, wenn einmal eine Zutat fehlt oder ausgegangen ist.
- Joghurt kann durch Dickmilch oder Buttermilch ersetzt werden oder Pistazien durch Sonnenblumenkerne.

Wenn Sie sich einen Speiseplan für die ganze Woche zurechtlegen, können Sie die wesentlichen Einkäufe auf einmal erledigen und brauchen für den Einkauf frischer Lebensmittel nicht länger als für den Gang in den Supermarkt. Eine gesunde, gelenkschonende Ernährung muss Ihre Belastung durch den Haushalt nicht erhöhen.

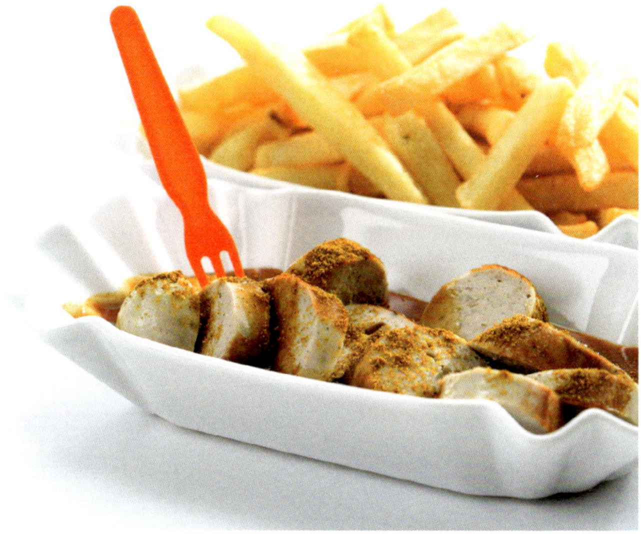

Hier sollten Sie einsparen

Von der Einkaufsliste sollten Sie, vor allem bei einem akuten Arthroseschub, folgende Lebensmittel streichen: Hamburger, panierte Schnitzel, Fischstäbchen, Bratwürste, Fleischkäse, Wurstaufschnitt, Mayonnaise, Butter, Eigelb, Streichkäse, Vollmilch sowie Pommes frites, Chips, Speiseeis, Torten und Schokolade. Fertiggerichte wie phosphatreiche Fast-Food-Hamburger, Tiefkühlpizza oder Mikrowellenkost gehören ebenso wie die Genussmittel Alkohol, Nikotin und Kaffee nicht mehr auf den Speiseplan einer vitamin- und mineralstoffreichen Nahrung.

Wenn Sie Ihre Gelenke auch von innen pflegen wollen, meiden Sie Fertiggerichte und fette Speisen, vor allem Fast-Food.

Gesund kochen und backen

Es lohnt sich auch, die eigenen Kochgewohnheiten zu überprüfen und zu hinterfragen. Denn grundsätzlich ist eine schonende Zubereitung mit kurzen Garzeiten, wie z.B. beim Dünsten im eigenen Saft, dem langen Kochen vorzuziehen. Bei einem hohen Anteil an Frischkost in der Ernährung entfällt ein Teil der Kochzeit ohnehin. Beim Garen der Nahrungsmittel gilt als Faustregel: Je kürzer die Garzeiten, desto weniger Vitamine und sekundäre Pflanzenstoffe werden zerstört. Gemüse sollte daher möglichst nicht butterweich, sondern bissfest zubereitet werden.

Ein Begriff, der den Anteil der in einem Lebensmittel enthaltenen Vital- und Nährstoffe angibt, ist die sogenannte Nährstoffdichte.

Bewusst einkaufen

Schon beim Einkaufen entscheiden Sie über den Gehalt an Nährstoffen. Heimische Produkte aus biologischem Anbau und entsprechend der Saison sollten Sie immer bevorzugen. Und dies nicht zuletzt auch aus ökologischen Gesichtspunkten, wozu das Vermeiden unnötig langer Transportwege zählt.

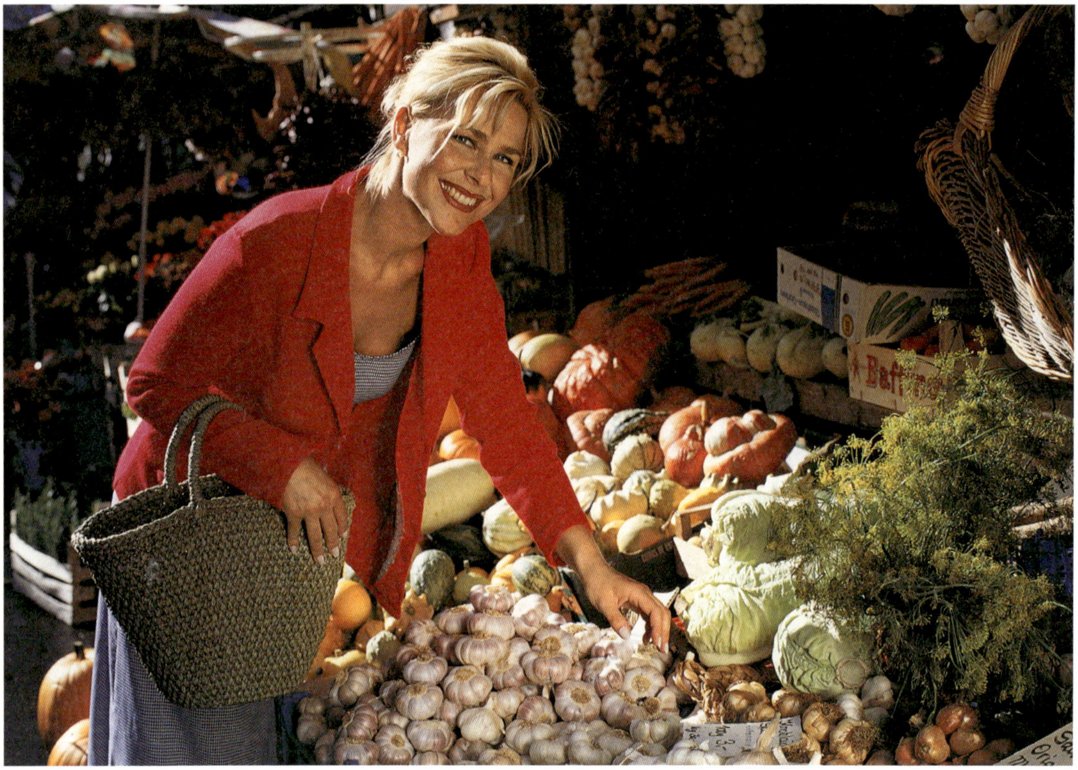

Kaufen Sie Ihre Lebensmittel so frisch wie möglich ein. Ein Einkauf auf dem Wochenmarkt versorgt Sie mit frischen Waren und macht auch noch Spaß.

- Ökologisch erzeugte Produkte weisen oftmals einen sehr viel höheren Nährstoffgehalt auf als die unter Glasdächern oder mit hohem Pestizideinsatz produzierten Lebensmittel aus fernen Ländern. »Bio«-Lebensmittel in guter Qualität gibt es mittlerweile nicht nur im Naturkostladen oder Reformhaus, sondern auch in den meisten Supermärkten. In sogenannten »Bio«-Ecken werden Getreide, Vollkornprodukte, kaltgepresste Öle, Nüsse und Samen, alternative Süßmittel und vieles mehr angeboten. Und im Kühlregal finden sich zahlreiche Milchprodukte aus ökologischer Tierhaltung.
- Aber auch der Wochenmarkt oder der Direkteinkauf beim Bauern ist eine gute Adresse für frische saisonale Ware.
- Neben dem schonenden Dämpfen sind Dünsten, also das Garen im eigenen Saft, sowie das Garen im Wok besonders zu empfehlen. Auch im Dampfdrucktopf und in der Mikrowelle bleiben die Vitalstoffe erhalten.

Lebensmittel richtig lagern und verwenden

Wenn Sie die wertvollen Lebensmittel nicht nur möglichst frisch einkaufen, sondern auch richtig lagern und beim Kochen richtig behandeln, können Sie die enthaltenen Vitamine schonen.

- Obst und Gemüse nur kurzfristig lagern. Eine kühle, dunkle Lagerung ist besonders günstig.
- Obst und Gemüse erst kurz vor dem Garen zerkleinern, nur kurz waschen und erst nach dem Waschen zerkleinern. Sonst schwimmen Ihnen die Nährstoffe einfach weg.
- Gemüse mit wenig Wasser kochen. Töpfe mit gut schließendem Deckel verwenden. Es genügt dann, den Boden gerade mit Wasser zu bedecken.
- Kochwasser von Gemüse möglichst für Suppen und Saucen verwenden, da in ihm Vitamine und Mineralstoffe gelöst sind.
- Lange Warmhaltezeiten vermeiden. Besser abkühlen lassen und nochmals kurz aufwärmen.
- Größere Mengen eines Gerichtes zubereiten und frisch einfrieren, bei Bedarf dann portionsweise auftauen. Dies ist nährstoff- und vitaminschonender, als Reste im Kühlschrank aufzubewahren und wiederholt aufzuwärmen.

Vor allem Obst und Gemüse sollten Sie immer schonend und »artgerecht« behandeln, da die enthaltenen Nährstoffe leiden, sobald Gemüse welkt, Obst schrumpelt oder gar fault.

TRINKEN NICHT VERGESSEN

Es ist sinnvoll, die Flüssigkeitszufuhr über den ganzen Tag auf Portionen von einem Viertelliter zu verteilen. Dabei sollten feste Trinkpausen eingelegt werden; idealerweise beginnt man direkt nach dem Aufstehen mit einem Glas Wasser.

- Günstig ist es, Mineralwasser, Früchte- und Kräutertees, Obst- und Gemüsesäfte immer wieder abzuwechseln.
- Koffeinhaltige Erfrischungsgetränke, Limonaden und Fruchtsaftgetränke sind zum Durstlöschen völlig ungeeignet. Ihr hoher Zuckeranteil (Kalorien!) schädigt die Zähne und macht erst recht durstig. Die bei Jugendlichen so beliebten phosphathaltigen Colagetränke stellen bereits in jungen Jahren neben den anderen Nebenwirkungen ein erhöhtes Risiko für Osteoporose und Gelenkerkrankungen dar.

Anhang:

Wissen im Überblick

Auf den folgenden Service-Seiten finden Sie zwei Glossare mit Informationen über medizinische Fachbegriffe und die wichtigsten Medikamente und ihre Bestandteile. Wer sich noch weiter über Arthrose informieren will, findet Hinweise zum Weiterlesen im Buch und im Internet. Und wer Selbsthilfegruppen oder nähere Beratung braucht,findet dazu die wichtigsten Adressen. Mit Hilfe der Stichwortregister am Ende des Buches finden Sie schließlich alle wichtigen Informationen aus diesem Buch schnell wieder.

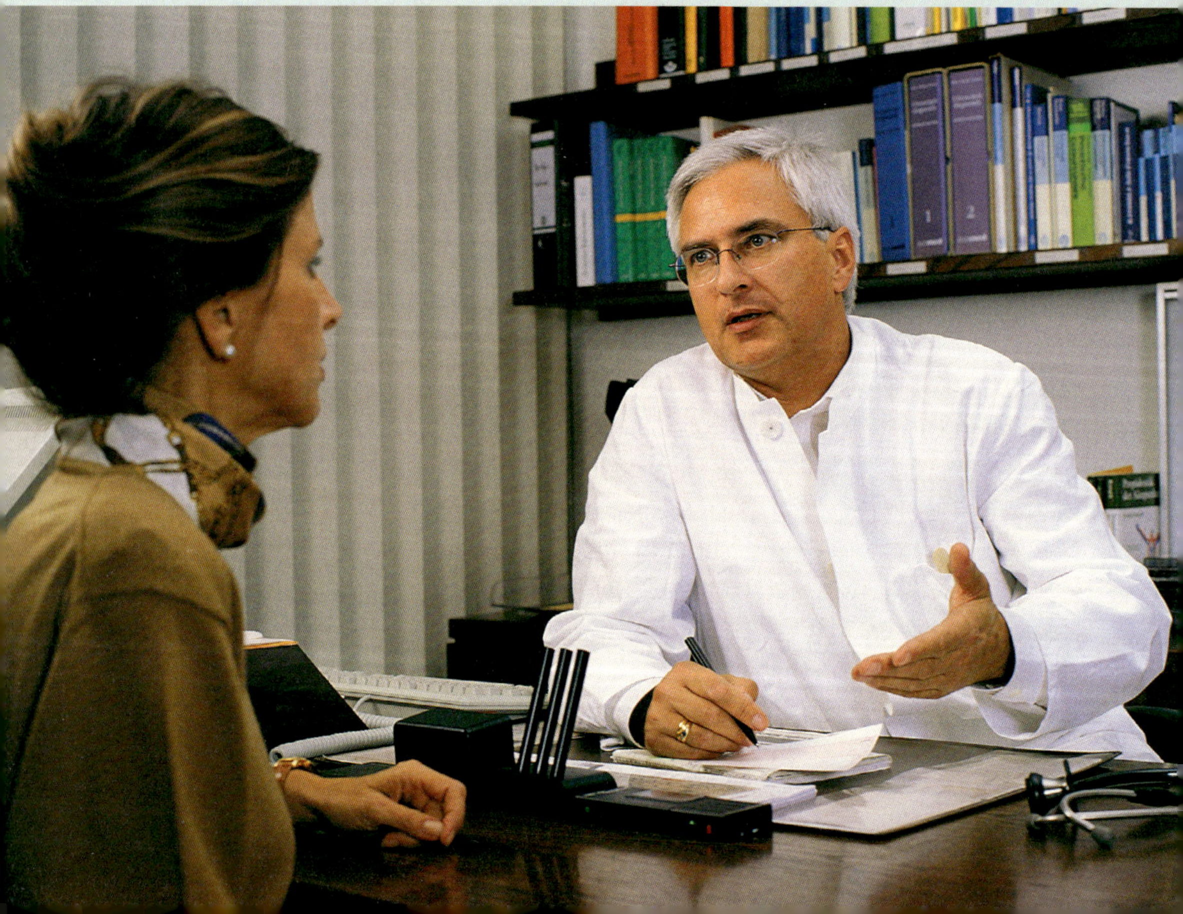

Das meint der Arzt: Glossar medizinischer Fachbegriffe

Analgetika Schmerzmittel

Anamnese Krankengeschichte. Die Anamnese beinhaltet frühere Erkrankungen eines Patienten, die Medikamente, die er einnimmt, aber auch (in Form der Familienanamnese) Erkrankungen von Blutsverwandten und (in Form der beruflichen Anamnese) aktuelle und frühere berufliche Tätigkeiten einschließlich eventueller damit in Zusammenhang stehender gesundheitlicher Gefährdungen.

Arthritis Gelenkentzündung. Im Gegensatz zur degenerativen Arthrose handelt es sich bei der Arthritis eben um eine entzündliche Erkrankung, die z.B. durch Bakterien ausgelöst werden kann, aber auch – als sogenannte Autoimmunerkrankung – durch Stoffe, die der eigene Körper gegen Bestandteile des Gelenks bildet (Autoantikörper).

Arthrose und Arthritis, diese beiden Krankheiten werden aufgrund ihrer ähnlichen Namen allzu leicht verwechselt. Eine Arthritis ist aber eine akute Erkrankung, eine Entzündung, die unbedingt schnell behandelt werden muss, während die Arthrose eine schleichende Erkrankung ist, die meist erst dann zur Behandlung kommt, wenn Schmerzen ein fortgeschrittenes Stadium anzeigen.

Arthrodese Gelenkversteifung. Eine Arthrodese kann zur Behandlung einer Arthrose durchgeführt werden, wenn die konservative Therapie nicht mehr weiterhilft und der Einsatz eines künstlichen Gelenks nicht infrage kommt. Nach einer Arthrodese ist im Allgemeinen wieder eine schmerzfreie Belastung des versteiften Gelenks möglich.

Arthrose Gelenkverschleiß durch eine fortschreitende Zerstörung des Gelenkknorpels

Arthroskopie Gelenkspiegelung. Dabei wird das Gelenk mithilfe eines speziellen optischen Instruments untersucht, des Arthroskops, das über kleine Einschnitte in der Haut direkt in die Gelenkhöhle eingeführt wird.

Bei einer Arthroskopie kann zum einen eine Gelenkerkrankung beurteilt und eine Diagnose gestellt werden. Darüber hinaus ist bei dem gleichen Eingriff auch durch Entfernung von abgestorbenen Knorpelanteilen und Glättung des Knorpels die Behandlung einer schmerzhaften Arthrose möglich. Auch Meniskus- oder Bandschädigungen können so operativ therapiert werden.

Bildgebende Verfahren (bildgebende Diagnostik) Untersuchungsverfahren, bei denen medizinische Befunde bildlich dargestellt werden (»Blick in den Körper«). Zu den bildgebenden Verfahren zählen z. B. Röntgenuntersuchungen, Ultraschalluntersuchungen u. a.

Blutkörperchensenkungsgeschwindigkeit (BSG, BKS) Entzündungsparameter. Bei Entzündungen trennen sich die roten Blutkörperchen in einer Blutprobe schneller vom Blutserum; diese Beschleunigung wird gemessen.

Detonisierung meint die Möglichkeit, durch Schmerz und Gelenksteife verkrampfte Muskeln wieder zu entspannen und zu entkrampfen. Möglichkeiten dazu sind neben krampflösenden Medikamenten (die aber nur im Notfall eingesetzt werden sollten) Methoden der Entspannungstechniken wie Autogenes Training oder Progressive Muskelrelaxation.

Computertomographie (CT) gehört zu den bildgebenden Verfahren. Bei der CT wird die untersuchte Körperregion mittels einer sich um die Achse des Patienten drehenden Röntgenröhre dargestellt. Gegenüber der Röhre befindet sich eine Anzahl von Detektoren (50 bis 1000), die in Abhängigkeit von der Intensität der auftreffenden Röntgenstrahlen elektrische Signale erzeugen. Diese Signale werden dann durch einen Computer erfasst und in Querschnittbilder der untersuchten Region umgerechnet.

Coxarthrose Arthrose des Hüftgelenks

C-reaktives Protein Entzündungsparameter. Das C-reaktive Protein wird bei Entzündungsvorgängen im Körper gebildet und kann dann in erhöhter Konzentration im Blut nachgewiesen werden.

Degeneration Durch Abnutzung und Alterung bedingte Veränderungen von Geweben und ihrer Funktion. Arthrosen sind z. B. degenerative Gelenkerkrankungen; ein anderes Beispiel ist die Parkinson-Krankheit als degenerative Gehirnerkrankung.

Detonisierung Entkrampfung, Entspannung

Diabetes mellitus Zuckerkrankheit. Durch einen Mangel oder nachlassende Wirksamkeit des blutzuckersenkenden Hormons Insulin ist die Blutzuckerkonzentration erhöht. Auf die Dauer führt dies zu Schädigungen von Augen, Herz-Kreislauf-System und Nieren.

Differenzialdiagnostik In der Differenzialdiagnostik werden alle möglichen infrage kommenden Ursachen für ein Symptom gegeneinander abgewogen, bis die endgültige Diagnose (die tatsächlich zugrunde liegende Ursache) feststeht.

Entzündungsparameter Synonym: Entzündungsmarker. Orientierendes Verfahren der Labormedizin zur Prüfung von entzündlichen Vorgängen im Körper. Entzündungsparameter können immer nur beurteilen, *ob* eine Entzündung vorliegt (und auch das nicht mit absoluter Sicherheit) – nie aber können sie eine Aussage darüber machen, *wo* dieser Prozess stattfindet. Bekannte Entzündungsparameter sind Blutkörperchensenkungsgeschwindigkeit, C-reaktives Protein, seit Neuestem auch Procalcitonin.

Enzyme Eiweißstoffe, die die einzelnen Reaktionen des Stoffwechsels ermöglichen und steuern. Enzyme spalten z.B. Substanzen, verbinden kleine Substanzbruchstücke. Enzyme finden sich in nahezu allen Körperzellen aller Lebewesen; sie sind u.a. zuständig für Verdauung, Abbau von Medikamenten oder Giftstoffen, können aber auch Krankheiten verursachen wie z.B. bei Bauchspeicheldrüsenentzündungen oder Autoimmunerkrankungen, bei denen der Körper seine eigenen Gewebe angreift. Enzyme von Bakterien oder Viren machen Entzündungserkrankungen durch diese Mikroorganismen erst möglich.

Die Hämochromatose ist eine seltene Stoffwechselkrankheit, die zur Arthrose führen kann. Dabei wird im Körper zu viel Eisen gespeichert, das sich dann auch in den Gelenken ablagert. Oft dauert es sehr lange, bis diese Grunderkrankung erkannt wird. Dann lässt sie sich aber durchaus erfolgreich behandeln.

Facettensyndrom Schmerzen bei fortgeschrittener Abnutzung der kleinen Wirbelgelenke (Spondylarthrose). Am häufigsten tritt das Facettensyndrom im Bereich der unteren Lendenwirbelsäule auf, kann aber auch die Wirbelgelenke der Halswirbelsäule, am seltensten die der Brustwirbelsäule betreffen. Der Ausdruck »Facetten« bezeichnet die kleinen Wirbelgelenke.

Gicht Erkrankung durch die Ablagerung von Harnsäure in verschiedenen Geweben des Körpers, vor allem in den Gelenken. Die Harnsäure wird in Form charakteristischer Kristalle abgelagert, die in der Gelenkflüssigkeit nachweisbar sind.

Gonarthrose Arthrose des Kniegelenks

Hämochromatose Seltene Erkrankung des Eisenstoffwechsels. Hierbei wird zu viel Eisen aus dem Darm aufgenommen und in verschiedenen Geweben gespeichert. Durch Eisenablagerungen in den Gelenken kommt es zur Arthrose.

Hüftgelenkluxation Hüftgelenkverrenkung. Am bedeutsamsten ist die angeborene Hüftgelenkluxation, die sich aus einer fehlgebildeten Anlage des Hüftgelenks (Hüftdysplasie) entwickeln kann. Heute kann durch die Ultraschall-Früherkennungsuntersuchung rechtzeitig eine Therapie (mit Bandagen oder Heftpflasterklebeverbänden) eingeleitet und die Entwicklung einer Hüftluxation und daraus resultierender Arthrose im Allgemeinen vermieden werden.

Jeder, der Arthrose hat, muss sich letztendlich damit abfinden, mit einem gewissen Maß an Schmerzen zu leben, sofern er nicht ständig Medikamente einnehmen will. Wer durch seine Arthrose im Alltag stark eingeschränkt ist, hat unter Umständen Anspruch auf einen Schwerbehindertenausweis, der viele – nicht zuletzt steuerliche – Vorteile bringt.

Ileosakralgelenk Kreuzbein-Darmbein-Gelenk (auch Iliosakralgelenk, ISG). Die Verbindung zwischen Kreuzbein der Wirbelsäule und dem Beckenknochen. Blockierungen des ISG können hartnäckige Schmerzen hervorrufen.

Krepitation Knisterndes Gefühl oder Geräusch, z.B. bei der Bewegung eines arthrotischen Gelenks

Kristallarthropathien Gelenkerkrankung durch die Ablagerung von Kristallen im Gelenk, meist Harnsäure- (Gicht) oder Calciumverbindungen (Pseudogicht)

Leukozyten Weiße Blutkörperchen, zuständig für die Abwehr von Krankheitserregern im Blut. Bei entzündlichen Vorgängen im Körper ist die Anzahl der Leukozyten erhöht, es handelt sich also auch um einen Entzündungsparameter.

Lyme-Borreliose Infektionserkrankung durch den Erreger Borrelia, übertragen durch bestimmte Zeckenarten. Bei der Borreliose kann es auch zu Gelenkschmerzen kommen, die Diagnose erfolgt durch den Nachweis von spezifischen Antikörpern (Substanzen, die vom Körper bei Kontakt mit Krankheitserregern gebildet werden) gegen die Borrelien im Blut.

Magnetresonanztomographie Bei der Magnetresonanztomographie (auch Kernspintomographie genannt) werden Körpergewebe untersucht, indem elektromagnetische Wellen erfasst werden, die nach Anlegen eines starken Magnetfeldes vom Körper abstrahlen. Die Methode gehört wie die Computertomographie zu den Schnittbildverfahren, kommt aber ohne Röntgenstrahlen aus und liefert hervorragende Abbildungen.

Neutral-Null-Methode Untersuchungsmethode zur Gelenkbeweglichkeit. Dabei werden die Gelenke geprüft und ihre Beweglichkeit aus einer definierten Ausgangsstellung in Winkelgraden angegeben. Dadurch können Einschränkungen der Beweglichkeit exakt angegeben und miteinander verglichen werden.

Osteophyten Knochenauszackungen oder -auswüchse. Osteophyten werden von den gelenknahen Knochenanteilen als Reaktion auf Gelenkerkrankungen gebildet und sind im Gegensatz zu den Gelenkveränderungen selbst im Röntgenbild sichtbar.

Osteoporose Knochenerweichung. Durch einen verminderten Einbau von Kalzium in die Knochenmasse wird der Knochen weicher und leichter brüchig. Eine wichtige Ursache ist die Osteoporose, die sich im Alter aufgrund hormoneller Veränderungen ausbildet. Durch regelmäßige Bewegung kann man der Osteoporose vorbeugen.

Polyarthrose Arthrose mehrerer Gelenke

Primäre Arthrose Arthrose ohne erkennbare Ursache

Propriozeptoren Sinnesorgane in der Muskulatur, die Informationen über Muskellänge und Muskelspannung, aber auch über die Gelenkstellung und Gelenkbewegung an das Gehirn übermitteln

Proteoglykane Substanzen aus Zuckern und Eiweißen, die an der Bildung des Gelenkknorpels beteiligt sind

Resektionsarthroplastik Entfernung zerstörter Gelenkanteile ohne Ersatz durch künstliche Implantate

Rheuma, Rheumatismus Ungenaue Sammelbezeichnung für alle Beschwerden des Bewegungsapparates, sollte besser nicht verwendet werden

Rheumafaktor Im Blut nachweisbare Substanz bei rheumatoider Arthritis, aber auch bei Erkrankungen des Bindegewebesystems und anderen chronischen Erkrankungen

Rheumatoide Arthritis (RA) Gelenkerkrankung mit noch nicht vollständig geklärter Ursache. Vermutlich sind Autoimmunprozesse beteiligt, d. h., der Körper bildet Stoffe, die gegen körpereigene Gewebe (hier: Gelenke) gerichtet sind und diese zerstören. Die RA ist die häufigste entzündliche Gelenkerkrankung in Deutschland.

Schmerzskala Schmerzskalen messen die Intensität von Schmerzen auf einer Skala, meistens von 1 bis 10. Dies ist von Bedeutung bei der Behandlung von Schmerzen, um die Wirkung eines

Wenn eine Arthrose im Spätstadium vorliegt, sind für den Betroffenen viele alltäglich erscheinende Verrichtungen schwierig oder unmöglich. Das drückt natürlich erheblich auf die Stimmung. Depressive Verstimmungen stellen sich aber am ehesten ein, wenn man sich aufgrund der Schmerzen nicht mehr ausreichend bewegt. Bewegung, am besten an der frischen Luft, kann hier Wunder wirken.

Schmerzmittels beurteilen zu können. Ein Behandlungsverfahren, Medikamente oder andere Methoden, wird als wirksam betrachtet, wenn es die Intensität von Schmerzen auf einer solchen Skala halbiert – eine Schmerzintensität von vorher 10 würde nach einer erfolgreichen Therapie also 5 oder weniger betragen.

Häufig wird die Arthrose mit der Osteoporose in einen Topf geworfen, wohl auch, weil es sich bei beiden Krankheiten um Beschwerdebilder des höheren Lebensalters handelt. Im Unterschied zur Arthrose entsteht die Osteoporose aber häufig infolge verminderter Bildung von Hormonen. Die Knochen sind nicht abgenutzt, sondern brüchig.

Schnittbildverfahren Untersuchungsverfahren, bei denen das zu untersuchende Organ nicht nur einmal abgebildet (wie z. B. bei einem Röntgenbild), sondern in vielen Einzelschichten abgetastet wird, die anschließend in ein Gesamtbild umgerechnet werden. Schnittbildverfahren sind Sonographie, Computertomographie und Magnetresonanztomographie.

Sekundäre Arthrose Arthrose aufgrund einer bekannten Grunderkrankung, z. B. Arthrose bei Zuckerkrankheit

Sonographie (Ultraschalluntersuchung) Untersuchungsverfahren, bei dem Organe mit Schallwellen oberhalb der Hörgrenze des menschlichen Ohrs (über 20 000 Hertz) untersucht werden. Das Bild entsteht dadurch, dass der über den Schallkopf in den Körper eingestrahlte Ultraschall an Organen und dem benachbarten Gewebe unterschiedlich reflektiert wird, was über einen Verstärker am Bildschirm sichtbar gemacht wird. Das Verfahren ist aussagekräftig und kostengünstig, außerdem kommt es ohne Röntgenstrahlung aus und kann damit leicht und schnell auch in der Kontrolle von Therapien eingesetzt werden.

Steril Keimfrei. Vor Eingriffen zur Diagnose und Operationen muss sichergestellt werden, dass keine Krankheitserreger in den Körper eingeschleppt werden. Dazu werden die benötigten Instrumente und Materialien steril gemacht (sterilisiert), indem sie mit Hitze oder (seltener) Strahlen behandelt werden.

Synovia Gelenkschmiere. Die Synovia wird von der Gelenkinnenhaut (Synovialmembran) produziert und besteht aus Fetten, Eiweißen, Hyaluronsäure und abgestorbenen Knorpelanteilen. Sie ist kaum künstlich zu ersetzen.

Systemerkrankung Erkrankungen, die ein gesamtes Organsystem betreffen, z. B. Erkrankungen des blutbildenden Systems (der roten und weißen Blutkörperchen und der Blutplättchen) oder des

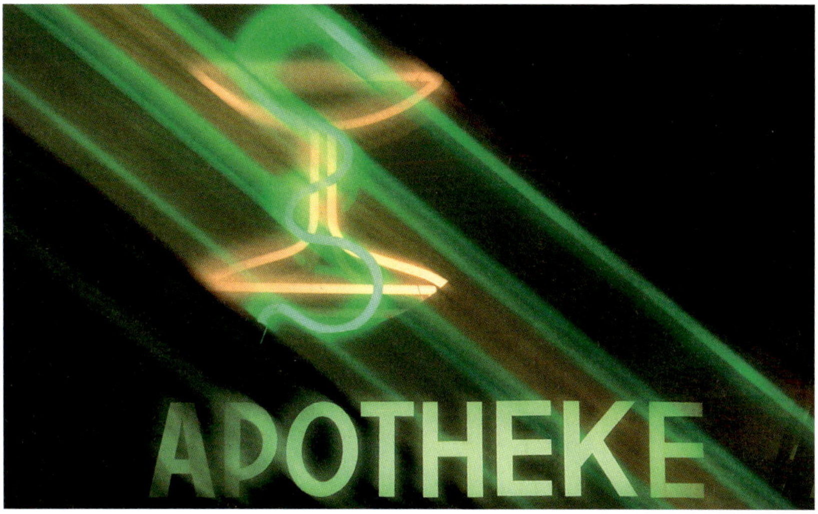

Ihr Arzt und Ihr Apotheker versorgen Sie mit wichtigen Informationen zum Thema Schmerzbehandlung.

harnableitenden Systems (der Nieren, Harnleiter, Harnblase und Harnröhre)

Szintigraphie Untersuchungsverfahren, das auf der Injektion eines radioaktiven Stoffes beruht. Dieser Stoff (ein sogenanntes Radionuklid) wird vom Patienten eingenommen und dann von unterschiedlichen Geweben unterschiedlich stark aufgenommen. Die Aufnahme wird mittels einer Gamma-Kamera zu einem Bild verarbeitet und gemessen. Die Szintigraphie kann als grobe Suchmethode (Screening) in der Diagnostik von Knochenerkrankungen verwendet werden und liefert Informationen über das Vorhandensein von Entzündungen.

TENS Transkutane elektrische Nervenstimulation. Verfahren in der Schmerztherapie, bei dem über auf die Haut aufgeklebte Elektroden Stromreize in geringer Stärke abgegeben werden, die die Schmerzweiterleitung unterdrücken. Auch bei Arthroseschmerzen kann die TENS erfolgreich sein.

Tonisierung Spannung aufbauend, z.B. in der Muskulatur. Muskeltonus bedeutet die der Muskulatur eigene Grundspannung.

Vegetatives Nervensystem Sogenanntes autonomes Nervensystem, das vom Zentralnervensystem (Gehirn und Rückenmark) unabhängig funktioniert. Das vegetative Nervensystem reguliert z.B. den Herzschlag, den Blutdruck oder die Atmung.

Die Arthrose spricht auf jede Bewegung gut an. Achten Sie aber darauf, sich nicht zu überlasten, keine Reibung oder Druck auszuüben und sich nicht zu heftigen Sprung- und/oder Drehbewegungen hinreißen zu lassen. Sonst schaden Sie Ihren Gelenken mehr, als Sie ihnen nützen.

Das meint der Apotheker: Glossar Medikamente

Sie finden hier als Stichwort den sogenannten Freinamen des jeweiligen Medikaments; in der Regel wird damit der Hauptbestandteil angesprochen. Dahinter finden Sie Markennamen, die als Beispiele gelten sollen. Selbstverständlich hält Ihre Apotheke in vielen Fällen noch zahlreiche andere Medikamente mit dem gleichen Wirkstoff bereit.

Acetylsalicylsäure (ASS) Aspirin, ASS verschiedener Hersteller

Acetylsalicylsäure, eines der ersten industriell hergestellten Medikamente, wirkt über die Hemmung eines Enzyms namens Cyclooxygenase, kurz COX. Die COX existiert in zwei Unterformen, COX-1 und COX-2, wobei die COX-1 für schützende Funktionen zuständig ist wie z.B. Schutz der Magenschleimhaut, die COX-2 ist an Entzündungsprozessen und der Schmerzentstehung beteiligt. ASS hemmt beide Unterformen der COX.

In höherer Dosierung und bei längerer Einnahme kann ASS zu Geschwüren und Blutungen im Magen-Darm-Trakt führen, daher ist der Einsatz bei chronischen Schmerzen (Arthrose) nur eingeschränkt möglich.

Beinwell (Symphytum officinale) Kytta-Salbe

»Wellen« oder »wallen« steht für zusammenwachsen, sich zusammenschließen, mit »Bein« sind die Gebeine, also die Knochen gemeint. Beinwell ist also gut für die Knochen.

Zubereitungen aus dem Beinwell zur äußerlichen Anwendung sollen die Heilung von Wunden und Verletzungen fördern. Verschiedene Inhaltsstoffe wie Cholin (mindert Schwellungen, fördert die Durchblutung des verletzten Gewebes) und Allantoin (wichtig für das Zellwachstum) sind nachgewiesen. Gerbstoffe wirken darüber hinaus gegen Mikroorganismen.

Frische oder getrocknete Blätter und Wurzeln des Beinwells kommen äußerlich zur Anwendung bei Arthrose, außerdem bei Verstauchung, Prellungen, Quetschungen, Knochenbrüchen (Fraktur), Gichtknoten, Knochenhautentzündungen, Bluterguss, Narbenschmerzen und Schnittwunden. Schmerzstillend wirkt Beinwell als Kompresse.

Celecoxib Celebrex(r)

Celecoxib ist ein sogenannter COX-2-Hemmer oder selektiver COX-Hemmer, die nur die Funktion der COX-2 (→ Acetylsalicylsäure) hemmen. Dadurch sollten unerwünschte Wirkungen der allgemeinen COX-Hemmer (z.B. ASS) wie Magen-Darm-Blutungen verhindert werden. Es zeigte sich allerdings in der Praxis, dass einige Substanzen aus dieser Klasse andere unerwünschte Wirkungen zeigten, z.B. kam es bei Patienten mit Herzerkrankungen gehäuft zum Auftreten von Herzinfarkten. Einige Präparate wurden daraufhin vom Markt genommen; derzeit sind aus dieser Klasse nur noch Celecoxib und Etoricoxib erhältlich, die bisher keine entsprechenden Nebenwirkungen gezeigt haben.

Als Schmerzmittel bei Arthrose zeigen sie hervorragende Wirkung auch bei längerem Gebrauch.

Chondroprotektiva

Gruppe von Substanzen, die den Gelenkknorpel schützen sollen. Die Wirkung konnte bisher nicht wissenschaftlich nachgewiesen werden.

Corticoide Substanzen sind z.B. Hydrocortison, Prednison, Dexamethason Hydrocortison verschiedener Hersteller, Decortin, Fortecortin

Gruppe von Hormonen der Nebennierenrinde. Corticoide, ausführlich eigentlich Glucocorticosteroide, haben eine Vielzahl von Wirkungen im Körper; als Medikamente werden sie u.a. zur Unterdrückung von Entzündungsreaktionen eingesetzt.

Unerwünschte Wirkungen bei längerem Einsatz und in höherer Dosierung sind die Unterdrückung der körpereigenen Corticoidbildung, verminderte Immunreaktionen, Abbau von Knochenmasse, Auslösung einer Zuckerkrankheit, Entstehung von Magen-Darm-Geschwüren.

Bei Arthrose werden Corticoidinjektionen in das betroffene Gelenk zur vorübergehenden Minderung des Verschleißes verwendet, langfristig kann es allerdings durch die Corticoide selbst zu Knorpelzerstörung kommen. Tabletten sind in der Arthrosebehandlung im Allgemeinen nicht angezeigt.

Cortisonpräparate werden heute nur noch dann bei Arthrose gegeben, wenn kurzfristig eine Besserung einer Entzündung bewirkt werden soll. Die zahlreichen Nebenwirkungen des Cortisons haben ihm einen schlechten Ruf eingetragen. In manchen Fällen, vor allem bei Entzündungen, ist es aber unbedingt das Mittel der Wahl.

Diclofenac Arthotec, Voltaren

Schmerzmittel aus der Gruppe der NSAR. Die Wirkung ist ähnlich wie die von Acetylsalicylsäure, mit besserer Unterdrückung der Entzündungsreaktionen.

Je früher eine Arthrose erkannt wird, desto früher kann mit gezielten physikalischen und krankengymnastischen Behandlungen begonnen werden. Gerade Personen, die lange und intensiv Leistungssport betrieben haben, sind oft schon in jungen Jahren von Gelenkverschleiß betroffen.

Dihydrocodein Paracodin

Schmerzmittel aus der Gruppe der Morphinderivate (Opioide). Bei Arthrose ist es kein Routinemedikament, kann aber bei sonst nicht beherrschbaren Schmerzen vorübergehend notwendig werden, wie auch andere Opioide.

Etoricoxib Arcoxia

Schmerzmittel aus der Gruppe der COX-2-Hemmer, → Celecoxib

Hyaluronsäure Hyalart

Gehört zu den Chondroprotektiva. Bei Arthrose wird bei Injektion in das betroffene Gelenk über positive Wirkungen berichtet.

Ibuprofen Imbun, Ibuprofen verschiedener Hersteller

Schmerzmittel aus der Gruppe der NSAR. Die Wirkung ist ähnlich wie die von Acetylsalicylsäure, mit besserer Unterdrückung der Entzündungsreaktionen.

Lokalanästhetika (LA)

Substanzen zur örtlichen Betäubung, die gespritzt werden müssen. Bei Arthrose können Injektionen mit LA zur vorübergehenden Schmerzlinderung führen, was die Bewegungstherapie gelegentlich erst ermöglicht.

Morphin MST

Ein starkes Schmerzmittel. Bei Arthrose ist es kein Routinemedikament, kann aber bei sonst nicht beherrschbaren Schmerzen vorübergehend notwendig werden, wie auch andere Opioide.

NSAID

Nicht-steroidale Entzündungshemmer. Eigentlich korrekter Begriff für die NSAR.

NSAR

Nicht-steroidale Antirheumatika (nicht-steroidal = kein Corticoid). Gruppe von Medikamenten, die wie die Acetylsalicylsäure als COX-Hemmer wirken und besonders wirksam bei der Unterdrückung von Entzündungsreaktionen sind.

Opioide

Gruppe starker Schmerzmittel, die sich ursprünglich vom Morphin abgeleitet haben, mittlerweile gehört zu dieser Gruppe aber auch eine Reihe synthetischer Präparate. Bei Arthrose kommen sie nicht routinemäßig zum Einsatz, können aber bei sonst nicht beherrschbaren Schmerzen vorübergehend notwendig werden.

Paracetamol ben-u-ron, Paracetamol verschiedener Hersteller
Schmerzmittel aus der Gruppe der NSAR, mit leichter bis mittelstarker Wirkung

Steroide → Corticoide

SYSADOA
»Symptomatic Slow Acting Drugs in Osteoarthritis« = symptomatische Präparate mit verzögertem Wirkungseintritt bei Arthrose. In dieser Gruppe sind Medikamente zusammengefasst, die bei einer Arthrose eine langfristige Verbesserung erreichen sollen, z.B. Hyaluronsäure, Glucosamin, Chondroitinsulfat u.a. Die Wirkung ist wissenschaftlich nicht erwiesen.

Teufelskralle (Harpargophyti radix) Teltonal, Teufelskralle verschiedener Hersteller
Die Teufelskralle gilt in der Volksmedizin schon seit Langem als wirksam bei rheumatischen Erkrankungen und bei Magen-Darm-Beschwerden. Verwendet werden die Speicherwurzeln. Sie enthält Bitterstoffe Procumbid und freie Zimtsäure, die Schmerzen lindern können, Schwellungen abklingen lassen und Entzündungsprozesse hemmen. Sie wird als unterstützende Therapie bei degenerativen Erkrankungen des Bewegungsapparates bei Gelenkverschleiß eingesetzt. Für die Behandlung akuter und starker Schmerzen ist die Pflanze nicht geeignet. Ihre Wirkung setzt erst innerhalb von zwei bis vier Wochen ein. Die Wirkungsweise ist bisher nicht geklärt.
Nebenwirkungen umfassen Magen-Darm-Störungen (Durchfall, Erbrechen, Übelkeit), Schwindel und Kopfschmerzen, sehr selten Überempfindlichkeitsreaktionen wie Hautausschlag, Nesselsucht, Gesichtsschwellung und Kreislaufzusammenbruch oder Blutzuckeranstieg bei bekanntem Diabetes mellitus.
Bei Zwölffingerdarmgeschwür darf die Teufelskralle nicht eingenommen werden. Gallensteine können eine Gegenanzeige darstellen. Bei Kindern unter zwölf Jahren bestehen keine ausreichenden Erkenntnisse. Die Wirkung ist wissenschaftlich nicht erwiesen.

Operationen sind bei Arthrose oft das letzte wirksame Mittel. Leider betrachtet aber der Körper eine Prothese als Fremdkörper - was sie ja auch ist. Schon beim Ersatz eines Knorpels muss man mit Abwehrreaktionen rechnen. Und vor dem Einsatz eines künstlichen Gelenkersatzes aus Metall muss unbedingt geprüft werden, ob eine Allergie gegen bestimmte Metalle vorliegt.

Zum Weiterlesen: eine kleine Buchauswahl

Wir können hier nur einige wenige Titel nennen. Fragen Sie in Ihrer Buchhandlung nach weiteren Möglichkeiten, sich ausführlich über Arthrose zu informieren.

Alfred M. Debrunner: Orthopädie, Orthopädische Chirurgie. © Verlag Hans Huber. Bern, 4. Auflage 2005

Matthias H. Hackenbroch: Arthrosen. Basiswissen zu Klinik, Diagnostik und Therapie. © Thieme. Stuttgart, Juli 2002. Beim Verlag vergriffen, aber antiquarisch erhältlich

Honke G. Hermichen, Sibylle Kistermann: Gut leben mit dem neuen Hüftgelenk. © Trias. Stuttgart, 5. Auflage Februar 2001

Dirk Engel-Korus: Die neue Knieschule. Übungsprogramme zur Entlastung, Vorbeugung und Rehabilitation. © BLV Verlagsgesellschaft mbH. München, 2. neu bearbeitete Auflage September 2004

Klaus-Dieter Thomann: Wirksame Hilfe bei Arthrose. © Trias. Stuttgart, 3. überarbeitete Auflage März 2003

Arthrose im World Wide Web

Die **Arthrose-Selbsthilfe** hat sich zum Ziel gesetzt, die Bekämpfung der Arthrosekrankheit, Förderung der Arthroseforschung, Information der Mitglieder, Öffentlichkeitsarbeit, Herausgabe vierteljährlicher Informationshefte, die kostenlose Beantwortung von Mitgliederanfragen durch den ärztlichen Dienst und die kostenlose Weitergabe von Kontaktadressen.
www.arthrose.de

Das **Deutsche Arthrose Forum** ist eine Internet-Selbsthilfegruppe von Arthrose-Betroffenen und deren Angehörigen mit über 26000 Mitgliedern. Eine Grundlage für den Erfahrungsaustausch der Betroffenen spielt dabei das Arthrose-Therapie-Verzeichnis mit mehr als 200 Arthrose-Therapien. In einem Forum können Informationen recherchiert und ausgetauscht werden.
www.deutsches-arthrose-forum.de/
Wenn Sie sich im englischsprachigen Internetangebot über Arthrose orientieren möchten, denken Sie bitte daran, dass hier der Suchbegriff »Osteoarthritis« lauten muss.

Zur weiteren Hilfe: Adressen von Verbänden und Selbsthilfegruppen

Deutsche Arthrose-Hilfe e. V.

Postfach 11 05 51, 60040 Frankfurt am Main
Telefonische Anfragen an die Deutsche Arthrose-Hilfe:
Montags bis freitags 8.00–12.00 und 12.30–16.00 Uhr
Tel.: 0 68 31/94 66-77
Fax: 0 68 31/94 66-78
E-Mail: service@arthrose.de
Im Internet: www.arthrose.de

Deutsche Rheuma-Liga

Maximilianstr. 14, 53111 Bonn
Tel.: 02 28/76 60 60, Fax: 02 28/76 60 62 0
E-Mail: bv@rheuma-liga.de
Im Internet: www.rheuma-liga.de

Deutscher Verband für Physiotherapie – Zentralverband der Physiotherapeuten/Krankengymnasten (ZVK) e. V.

Deutzer Freiheit 72–74, 50679 Köln
Tel.: 02 21/98 10 27-0
Fax: 02 21/98 10 27 25
E-Mail: info@zvk.org
Im Internet: www.zvk.org

Bei Problemen mit Arthrose oder arthrotischen Erscheinungen an einem Gelenk können Sie sich an eine der genannten Adressen wenden. Hier bekommen Sie Rat, Hilfe und Tipps oder auch Adressen weiterer Erkrankter zum Erfahrungsaustausch.

Deutsches Grünes Kreuz e. V.

Beratungstelefon zum Thema »Arthrose«
Tel.: mittwochs, 16.00 bis 20.00 Uhr: 0 64 21/29 32 90

Sozialverband VdK Deutschland e. V.

Wurzerstr. 4 a, 53175 Bonn
Tel.: 02 28/820 93-0
Fax: 02 28/820 93-43
E-Mail: kontakt@vdk.de
Im Internet: www.vdk.de

Über dieses Buch

Die Autoren

Dr. med. Christoph Schidlo studierte Humanmedizin in Freiburg und München. Seine ersten praktischen Sporen verdiente er sich in der Unfallchirurgie, dann arbeitete er in der Orthopädischen Universitätsklinik München, wo er u.a. die Rheuma-Sprechstunde betreute. Seine umfangreiche Fachkenntnis bezog er aus seiner wissenschaftlichen Tätigkeit in der Arthroseforschung. Dabei beschäftigte er sich v.a. mit dem Knorpelzellwachstum und experimentellen Untersuchungen von Hüftgelenksendoprothesen. Der Autor starb 2004.

Dr. med. Elke Ruchalla ist Diplom-Biologin (1982) und Medizinerin (1987). Nach ihrer Dissertation im Jahre 1987 zur Chemotherapie von Bronchialkarzinomen und zwei Jahren klinischer Tätigkeit in der internistischen Onkologie wechselte sie ins Fachgebiet Anästhesiologie/Intensivmedizin. In diesem Bereich legte sie 1995 die Facharztprüfung ab, 1998 folgte die Zusatzqualifikation Spezielle Anästhesiologische Intensivmedizin.
Nach mehr als zehn Jahren klinischer Tätigkeit im Operationssaal, auf der Intensivstation und in der Notfallmedizin in Kliniken der Maximalversorgung ist Dr. med. Elke Ruchalla seit 1999 selbstständig als freiberufliche Autorin und Fachlektorin tätig, unter anderem für das Bundesinstitut für Risikobewertung (BfR) sowie für verschiedene Fachverlage wie Schattauer, Thieme und Julius Springer. Darüber hinaus arbeitet Dr. Ruchalla als freiberufliche Rechercheurin und Übersetzerin im medizinischen Fachbereich.

Daniela Zutavern, Jahrgang 1965, absolvierte die Ausbildungen zur Masseurin und medizinischen Bademeisterin sowie zur Krankengymnastin. Umfassende orthopädische, sportorthopädische und neurologische Fachkenntnisse erwarb sie während ihrer langjährigen Tätigkeit in Kliniken und Praxen und durch gezielte Weiterbildungen in den Bereichen Sportphysiotherapie, manuelle Therapie, Rückenschule, Brügger-Therapie, PNF (propriozeptive neuromuskuläre Fazilitation), Bobath-Konzept und funktionelle Bewegungslehre. Des Weiteren arbeitete sie als Trainerin in Sportstudios und betreute Sportmannschaften (u.a. die Nationalmannschaft der Ski-Freestyler). Seit zehn Jahren ist sie in einer orthopädisch-neurologisch orientierten Praxis in München als leitende Kraft tätig, wo sie als Multiplikatorin der Techniker Krankenkasse das Rückenschulkonzept an Kursleiter weitergibt und selbst Unterrichtsstunden für Rückenschule und Wirbelsäule gibt.

Haftungsausschluss

Die Inhalte dieses Buches sind sorgfältig recherchiert und erarbeitet worden. Dennoch können weder die Autoren noch der Verlag für die Angaben in diesem Buch eine Haftung übernehmen.

Selbstmedikation – ein wichtiger Hinweis

Viele rezeptfrei erhältliche Mittel, gerade auch pflanzliche Arzneien und die sogenannten Hausmittel, kann man unbedenklich zur Selbstbehandlung einsetzen. Das gilt auch für die Beschwerden bei Arthrose. Vorsicht ist dabei allerdings immer geboten: Wenn Sie sich länger als drei Tage krank fühlen oder sich Ihre Symptome verschlimmern, sollten Sie unbedingt einen Arzt oder Heilpraktiker Ihres Vertrauens zu Rate ziehen. Stellen Sie niemals selbst eine Diagnose, Sie könnten damit die notwendige Behandlung einer Krankheit verhindern oder verzögern.

Bildnachweis

Alle Fotos: Werbefotografie Weiss, Gersthofen, außer: 2, 9, 10, 16, 23, 27, 32, 36, 39, 45, 50, 79, 103, 107, 108, 120, 123, 124, 127, 133, 134, 136, 138, 147, 151, 155, 156, 158, 165 (Weltbild Fotoarchiv); 12: Okapia (CNRI); 13: Sascha Wuillemet, München
Titelfoto: Izastock

Impressum

Weltbild Buchverlag -Originalausgaben-

Steinerne Furt 67, 86167 Augsburg

Projektleitung: Dr. Ulrike Strerath-Bolz
Redaktion: Claudia Krader
Layoutrealisation und Satz:
avak Publikationsdesign, München
Reproduktion: Point of Media GmbH, Augsburg
Druck und Bindung: Offizin Andersen Nexö Leipzig GmbH, Zwenkau

Gedruckt auf chlorfrei gebleichtem Papier

ISBN 978-3-89897-565-0

Stichwortverzeichnis